Mariem Nouira
Nesrine Souayeh
Mohamed Maatouk

Infecções associadas aos cuidados de saúde:

Mariem Nouira
Nesrine Souayeh
Mohamed Maatouk

Infecções associadas aos cuidados de saúde:

Informações gerais e protocolo para um estudo de estimativa da incidência e dos custos médicos adicionais nos hospitais

ScienciaScripts

Imprint
Any brand names and product names mentioned in this book are subject to trademark, brand or patent protection and are trademarks or registered trademarks of their respective holders. The use of brand names, product names, common names, trade names, product descriptions etc. even without a particular marking in this work is in no way to be construed to mean that such names may be regarded as unrestricted in respect of trademark and brand protection legislation and could thus be used by anyone.

Cover image: www.ingimage.com

This book is a translation from the original published under ISBN 978-620-6-72124-6.

Publisher:
Sciencia Scripts
is a trademark of
Dodo Books Indian Ocean Ltd. and OmniScriptum S.R.L publishing group

120 High Road, East Finchley, London, N2 9ED, United Kingdom
Str. Armeneasca 28/1, office 1, Chisinau MD-2012, Republic of Moldova, Europe
Printed at: see last page
ISBN: 978-620-8-32976-1

Conteúdo

Currículo

Introdução:

As infecções associadas aos cuidados de saúde (IACS) são uma grande preocupação de saúde pública a nível mundial, e o nosso objetivo foi fornecer uma atualização sobre as IACS e desenvolver um exemplo de protocolo para um inquérito de incidência e uma abordagem aos custos adicionais nos hospitais.

Métodos:

Foi efectuada uma revisão bibliográfica da literatura, a fim de fornecer uma base teórica e desenvolver um protocolo.

Resultados:

Trata-se de um protocolo de estudo de coorte com recolha prospetiva de dados. Para estimar a incidência, utilizámos 3 indicadores epidemiológicos: incidência cumulativa, densidade de incidência e rácio de exposição a dispositivos médicos.

Para avaliar o custo das IACS, analisámos os custos médicos diretos associados a estadias hospitalares mais longas (comparando casos infectados com controlos não infectados), bem como os custos associados à utilização de antibióticos para tratar estas infecções.

Conclusão: Para um controlo eficaz, deve ser introduzido em cada estabelecimento hospitalar um método de monitorização regular da incidência e do custo destas infecções.

I. Introdução

As infecções associadas aos cuidados de saúde (IACS) contraídas em hospitais são também conhecidas como infecções nosocomiais (NIs). Representam um importante problema de saúde pública a nível mundial, com um pesado ónus de morbilidade e mortalidade atribuíveis [1,2,3].
Este facto prolonga o tempo que os doentes passam nos cuidados de saúde, aumentando assim o custo do tratamento e dos cuidados [4].
De acordo com o Centro de Prevenção e Controlo de Doenças (CDC), são a principal causa de morte e incapacidade evitáveis em doentes hospitalizados [5].
De acordo com uma recente revisão da literatura efectuada pelo Centro Europeu de Prevenção e Controlo das Doenças (ECDC), mais de 3,2 milhões de doentes contraem pelo menos uma IACS por ano nos países europeus, o que resulta em 16 milhões de dias de hospitalização adicionais e 37 000 mortes atribuíveis [6].
De acordo com a Organização Mundial de Saúde (OMS), as perdas financeiras anuais adicionais devidas às IACS foram estimadas entre 13 e 24 mil milhões de euros [7].
Nos países em desenvolvimento, o peso da NI é consideravelmente mais elevado do que nos países desenvolvidos, com uma prevalência global estimada de 15,5 por 100 doentes [8].
De acordo com a OMS, o risco de contrair uma IN é multiplicado por 2 a 20 vezes nos países em desenvolvimento, com uma prevalência que pode exceder 25% em alguns países [9]. Este problema continua a ser largamente subestimado, dada a escassez de dados e de estudos epidemiológicos [10].
A Tunísia não foi poupada por este flagelo, que não pára de aumentar e que representa um pesado encargo para o sistema de saúde. Até à data, foram realizados dois inquéritos nacionais sobre a prevalência de infecções nosocomiais. O primeiro foi realizado em 2005 ("NosoTun-2005") e revelou uma prevalência de 6,6% [11]. O segundo e mais recente inquérito ("NosoTun-2012") revelou uma prevalência nacional de doentes infectados de 6,7% (IC95%: 6,2%-7,3%) e uma prevalência de infecções nosocomiais de 7,7% (IC95%: 7,2%-8,3%) [12].
De acordo com um inquérito multicêntrico realizado em 2017 em todos os departamentos de reanimação médica na Tunísia, mais de um em cada quatro doentes tinha uma IN no dia do inquérito [13].
Recentemente, foi efectuado um outro inquérito no Hospital Charles Nicolle de Tunes (HCN), que revelou uma prevalência global bastante elevada de IN, estimada em 13,8% (IC 95%: 10,0% -17,6%).

II. Questões

A vigilância das infecções nosocomiais é reconhecida como um passo essencial e fundamental na luta contra estas infecções [14].
Deve ser parte integrante de qualquer política de prevenção e controlo de infecções, a fim de melhorar a qualidade e a segurança dos cuidados nos estabelecimentos de saúde [15,16,17].
A criação de um sistema de vigilância das infecções hospitalares é uma atividade vital e essencial. Permite fazer o ponto da situação do problema que está a ser monitorizado (quantificar a extensão do problema e estudar a sua tendência), a fim de identificar e determinar as prioridades, orientar as acções a empreender, guiar as actividades de prevenção e gerar um compromisso de política de saúde [15].
Os dados de vigilância representam, assim, os indicadores-chave e os pontos de referência necessários para gerir eficazmente o risco de infecções nosocomiais e que podem ser utilizados para monitorizar e avaliar o grau de implementação de um programa de prevenção [14,18,17].
Podem ser adoptadas diferentes metodologias de monitorização. Cada abordagem difere em função do tempo necessário para a sua realização, dos recursos humanos e materiais disponíveis e do objetivo esperado [19].
Existem dois métodos principais que podem ser recomendados para a realização de inquéritos de vigilância da IN:

- Estudos de prevalência (pontuais ou transversais) :

Baseiam-se numa recolha pontual de dados, num determinado momento (num determinado dia), sobre a situação infecciosa de cada doente. Podem ser efectuados a intervalos regulares, como os inquéritos anuais de prevalência de infecções nosocomiais [14]. Este método de vigilância tem a vantagem de ser rápido de realizar, fácil de implementar e supervisionar, e menos dispendioso, com uma abordagem metodológica menos pesada do que outros inquéritos de incidência.
De facto, os inquéritos de prevalência têm sido considerados úteis e rentáveis em termos de poupança de tempo e de estimativa da extensão da NI, particularmente em hospitais com recursos limitados [20,21,22,23].
Por outro lado, têm a desvantagem de não poderem identificar novas infecções que ocorram fora do período do inquérito e de não poderem estimar o risco real destas infecções, dado que não há seguimento dos doentes [19].

- Estudos de incidência (longitudinais) :

Embora sejam dispendiosos e exigentes em termos de tempo e recursos necessários [24], são considerados o método de referência cientificamente mais válido (o gold standard) para o controlo de infecções. Baseiam-se numa metodologia rigorosa com monitorização contínua dos doentes hospitalizados ao longo do tempo. Consistem no registo prospetivo e na deteção, à medida que ocorrem, de todos os novos casos de infeção ocorridos durante a hospitalização [14]. Fornecem uma medida precisa do risco de contrair uma infeção e identificam os principais factores de risco envolvidos. São particularmente recomendados em especialidades de alto risco de infeção como os cuidados intensivos e a neonatologia [19,24,25].
Além disso, o problema do custo adicional e do impacto económico destas infecções está a agravar cada vez mais a situação [26]. Dada a extensão deste fardo na Tunísia, com uma prevalência não negligenciável de infecções nosocomiais nos estabelecimentos de

saúde [12], bem como as graves complicações subsequentes, um estudo do impacto económico das infecções nosocomiais é necessário e de considerável importância. Isto permitir-nos-á fazer um inventário atualizado da situação em termos de custos e destacar o maior impacto económico destas infecções no nosso país. Estes dados permitirão orientar as acções preventivas e orientar as políticas de saúde e a tomada de decisões relativas ao investimento na luta contra estas infecções [27].

Tendo em conta o que precede, a realização de um inquérito sobre a incidência e a estimativa do custo adicional das IACS nos estabelecimentos de saúde tunisinos é essencial e de importância capital. No entanto, antes de realizar este tipo de inquérito, uma revisão da literatura e uma síntese bibliográfica sobre este assunto, com base numa seleção de artigos científicos relevantes, é uma etapa essencial e indispensável. Isto permitir-nos-á construir um estado da arte com um estudo orientado, aprofundado e crítico dos trabalhos existentes realizados no domínio da nossa investigação, tanto na Tunísia como a nível internacional.

Com este objetivo em mente, propomos neste trabalho:

- em primeiro lugar, apresentar uma atualização dos vários inquéritos sobre a incidência e o custo das doenças neurodegenerativas a nível nacional e internacional
- em segundo lugar, elaborar um protocolo exemplar para um inquérito sobre a incidência e a avaliação dos custos adicionais no ambiente cirúrgico e de cuidados intensivos do Hospital Charles Nicolle de Tunes (HCN).

III. Contexto teórico das NIC

1. História

O termo "nosocomial" tem sido utilizado desde o século XVIII e tem as suas origens na Grécia antiga:

Etimologicamente, *"Nosos"* significa doença e "*Komein*" significa cuidar, o que forma a palavra "*nosocomiale*", cuidados prestados aos doentes [28].

A história das infecções hospitalares e da higiene em geral tem sido marcada por uma série de actores-chave. Estes são apresentados na Figura 1.

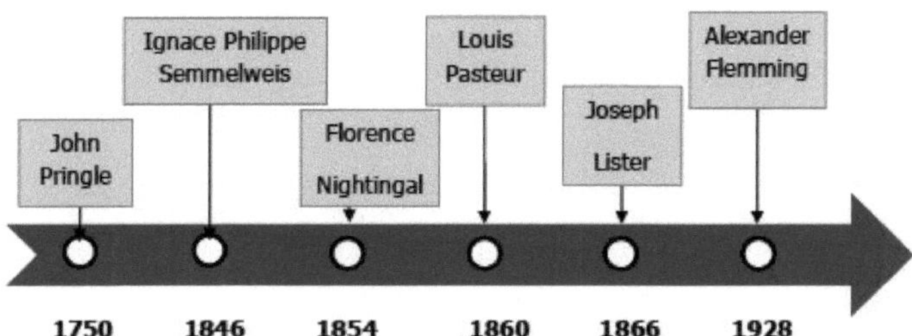

Classificação de substâncias anti-sépticos	Provas de a importância lavagem das mãos do pessoal	Cuidados de enfermagem de soldados na Guerra da Crimeia	Descobrir micróbios e introdução à assepsia de feridas	Utilização de ácido fenómeno como base para a assepsia cirúrgica	Descobrir o penicilina

Figura 1: Recapitulação cronológica histórica dos principais actores que contribuíram para o desenvolvimento do princípio da higiene e da luta contra a IN. Em 1750, o cirurgião escocês John Pringle (1707-1782) fez as suas primeiras observações sobre as "infecções hospitalares" e identificou e classificou as substâncias anti-sépticas[29].

A partir do século XIX, a urbanização crescente e o progresso científico levaram ao desenvolvimento da higiene hospitalar:

Ignace Philippe Semmelweis (1818-1865) foi um obstetra húngaro que foi o primeiro a defender a importância da higiene das mãos na prevenção de infecções hospitalares. Em 1846, numa maternidade do Hospital de Viena, observou uma elevada taxa de mortalidade por febre puerperal entre as parturientes que tinham sido entregues por estudantes de medicina que tinham passado da sala de autópsias para a maternidade sem lavar as mãos. Tornou então obrigatória a lavagem das mãos do pessoal de enfermagem, utilizando uma solução anti-séptica diluída à base de cloreto de cal entre dois actos de cuidados. Demonstrou assim a importância e a utilidade da lavagem das mãos após ter observado uma diminuição considerável da taxa de mortalidade por febre puerperal, de 18% para menos de 3% [30,31] (Figuras 2 e 3).

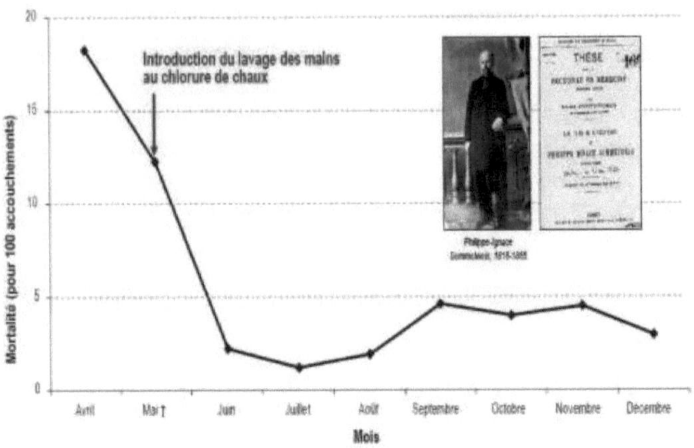

Figura 2: Tendências da mortalidade materna devido a febre puerperal, Maternidade do Hospital de Viena, Pavilhão I, abril a dezembro de 1847.

Ignace Philippe
Semmelweis

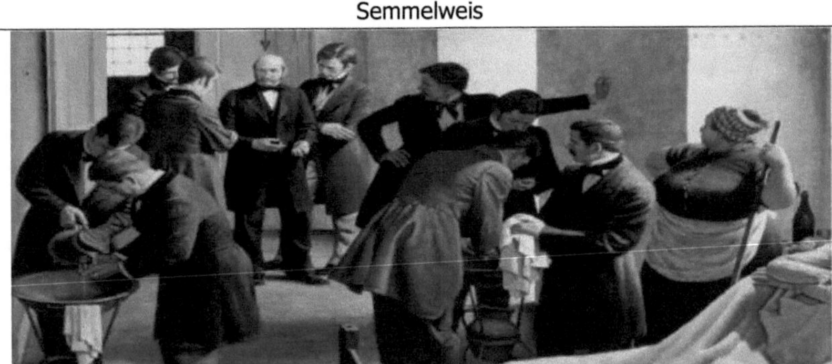

Figura 3. Vista de uma sala de partos no hospital de Viena, mostrando Semmelweis a ensinar higiene das mãos aos alunos.

- Florence Nightingale (1820 - 1910), enfermeira inglesa, foi considerada uma pioneira da enfermagem moderna e da higiene hospitalar. Introduziu a utilização de estatísticas aplicadas ao domínio médico e inventou gráficos de tartes para explicar as causas das mortes dos soldados na Guerra da Crimeia (1854).
- Em 1860, Louis Pasteur (1822-1895), o protagonista da microbiologia, descobriu a existência de micróbios e defendeu o desenvolvimento de regras de assepsia nos cuidados de saúde, especialmente para as feridas [32].
- Em 1866, Joseph Lister, um cirurgião inglês, propôs a utilização do ácido fénico como base para a assepsia de feridas e procedimentos cirúrgicos.

No século XX, Alexander Flemming (1881-1955), um microbiologista escocês conhecido pelo seu interesse na luta contra as doenças infecciosas, descobriu a penicilina em 1928.

2. Atualização e novas definições

Inicialmente, o âmbito da definição de NI foi limitado ao ambiente hospitalar.

Uma infeção nosocomial é, portanto, qualquer infeção contraída durante uma estadia num estabelecimento de cuidados de saúde (hospital, clínica, etc.) ou de qualquer outro procedimento efectuado no hospital, e deve ser clínica e microbiologicamente identificável [28]. De acordo com o Comité de Ministros do Conselho da Europa, uma infeção nosocomial é "qualquer doença clinicamente/microbiologicamente reconhecível devido a microrganismos contraídos no hospital, que afecta o doente como resultado da sua atividade ou não, enquanto o doente está no hospital" [33].

Esta definição tornou-se inadequada para as práticas actuais de cuidados de saúde. O facto de uma infeção ser nosocomial ou adquirida na comunidade costumava ser julgado apenas com base no local onde a infeção foi adquirida. Nos últimos anos, a multiplicação das vias de cuidados, tais como a diversificação das estruturas de cuidados, a multiplicação dos prestadores de cuidados e até mesmo o início por vezes tardio da infeção após a cirurgia, levaram a alterações em certas definições que foram tidas em conta e resultaram na atualização das definições [28].

O conceito de infecções nosocomiais foi atualizado em novembro de 2007 pelo Comité Technique des Infections Nosocomiales et des Infections Liees aux Soins (CTINILS) [28], tendo sido agora incluído de forma mais geral nas IACS. O conceito alargado de IACS abrange agora os episódios infecciosos resultantes de actos de prestação de cuidados de saúde, independentemente do local onde os cuidados são prestados ou executados (estabelecimento de saúde, ambulatório, domicílio, clínica privada, etc.) e englobando, no sentido mais lato, todos os tipos de serviços de saúde, quer para fins de diagnóstico, terapêuticos, de rastreio ou de prevenção primária [34].

O termo "associado" aos cuidados é um termo neutro que não implica causalidade.

Definição geral das NIC

"Diz-se que uma infeção está associada aos cuidados de saúde se ocorrer durante ou no final dos cuidados de saúde de um doente (diagnósticos, terapêuticos, paliativos, preventivos ou educativos), e se não estava presente nem em incubação no início dos cuidados de saúde. Quando o estado da infeção no início dos cuidados não é conhecido com precisão, é comummente aceite um período de pelo menos 48 horas ou um período superior ao período de incubação para definir uma IACS. No entanto, recomenda-se que a plausibilidade da associação entre o tratamento e a infeção seja avaliada em cada caso.

Para infecções do local da cirurgia

"As infecções que ocorrem no prazo de 30 dias após a operação ou, no caso de utilização de um implante, prótese ou dispositivo protésico, no prazo de um ano após a operação, são geralmente consideradas como associadas aos cuidados. No entanto, qualquer que seja o prazo, recomenda-se que a plausibilidade da associação entre a operação e a infeção seja avaliada em cada caso, tendo em conta o tipo de germe envolvido.

Uma infeção nosocomial é uma IACS contraída num estabelecimento de saúde

A figura seguinte mostra a evolução das nomeações para o SAI ao longo dos anos: (figura 4)

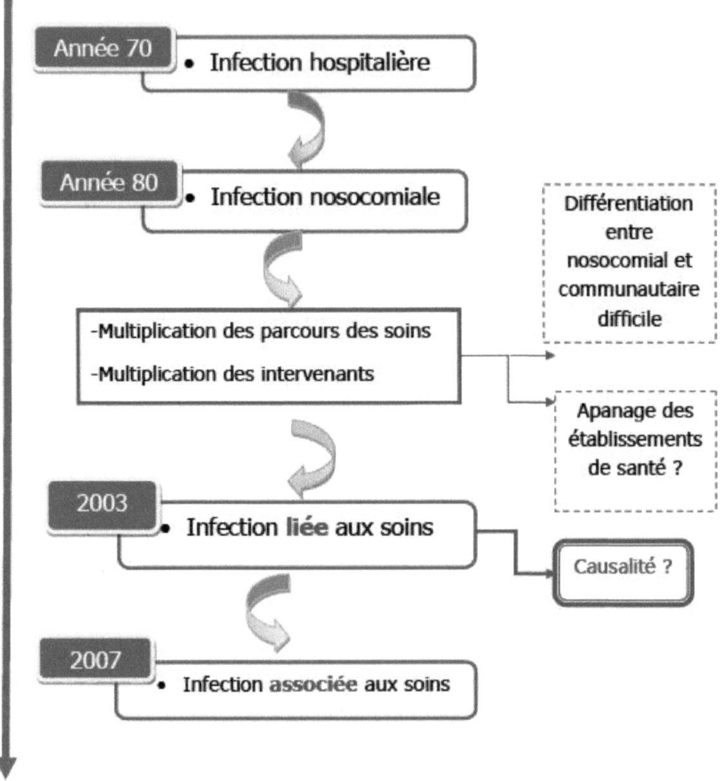

Figura 4: Cronologia das nomeações para o SAI

3. Origens e vias de transmissão das IACS

Em geral, uma infeção pode ser causada por :

- Os germes são alojados pelo próprio doente: diz-se que a infeção é ENDOGÉNICA
- Microrganismos provenientes do ambiente contaminado (elementos inanimados ou seres humanos contaminados): diz-se que a infeção é EXÓGENA.

Mais precisamente, podemos distinguir quatro categorias de origem (reservatórios) responsáveis pelas IACS:

3.1 A flora comensal do próprio doente

Existem 3 tipos principais de flora comensal: cutânea, respiratória e digestiva. Existem 2 tipos de flora cutânea:

- Flora transitória, que é um sinal de contaminação transitória e é facilmente eliminada com uma simples lavagem das mãos com sabão.
- Uma flora residente protetora que forma uma verdadeira barreira bacteriana, reforçando as defesas imunitárias do indivíduo ao proteger contra os germes potencialmente patogénicos.

A flora digestiva ou fecal pode ser formidável se for encontrada numa enfermaria de hospital, se não forem seguidas as precauções básicas de higiene.

A flora habitual do doente sofre alterações qualitativas durante os primeiros 5 dias de hospitalização. Na sequência de certos procedimentos invasivos, estes germes podem ser deslocados de um local onde são inofensivos para outro onde se multiplicam de forma diferente e se tornam patogénicos. Certos germes presentes no ambiente hospitalar (bacilos Gram-negativos, anaeróbios, etc.) podem substituir a flora comensal e colonizar um certo número de locais (pulmonar, sanguíneo, urinário, operatório, cateter), o que pode provocar infecções em determinadas condições (imunodepressão, virulência dos germes, etc.).

Os pontos de entrada podem ser lesões das mucosas ou lesões cutâneas (feridas, queimaduras, doenças de pele, etc.).

o Neste caso, a via de transmissão é designada por : Autoinfeção (figura 5).

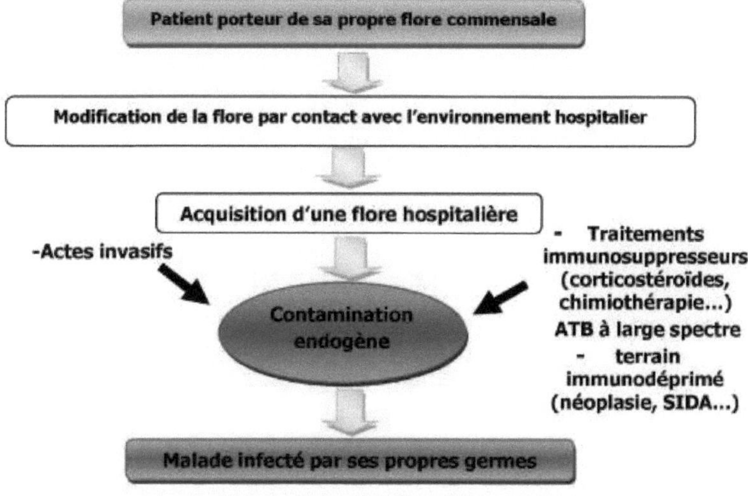

Figure 5. Schématisation du mécanisme de contamination endogène

3.2 Pessoal de enfermagem, médico e paramédico

Pode ser colonizado ou infetado quer pelo ambiente ou equipamento contaminado, quer por outro doente colonizado ou infetado.

O pessoal de saúde é um fator-chave na propagação das IACS.

o Neste caso, diz-se que a via de transmissão é: Xeno-infeção

3.3 O doente infecta ou simplesmente coloniza

Neste caso, o germe responsável pela IACS provém de outro doente. A transmissão é mais frequentemente efectuada pelo pessoal de saúde que trabalha com vários doentes, espalhando os germes de uma pessoa para outra.

Estas infecções são conhecidas como "infecções cruzadas".

Este fator é tão importante como o pessoal de enfermagem.

o Neste caso, diz-se que a via de transmissão é : Hetero-infeção

3.4 O ambiente

É representado por objectos inanimados como o :

- pavimentos, objectos, superfícies, lavatórios, ar, alimentos, etc.
- dispositivos médicos: principalmente equipamentos de monitorização intra-vascular e de assistência respiratória...

Pode ser contaminado pelo doente ou pelo pessoal de saúde.

Numa estratégia de prevenção e combate às IACS, o ambiente desempenha um papel menos decisivo do que outros factores.

Neste caso, a via de transmissão é designada por exo-infeção (Figura 6).

A maior parte das IACS são transmitidas por meios externos.
A transmissão manipulativa desempenha um papel primordial e predominante na propagação das IACS.

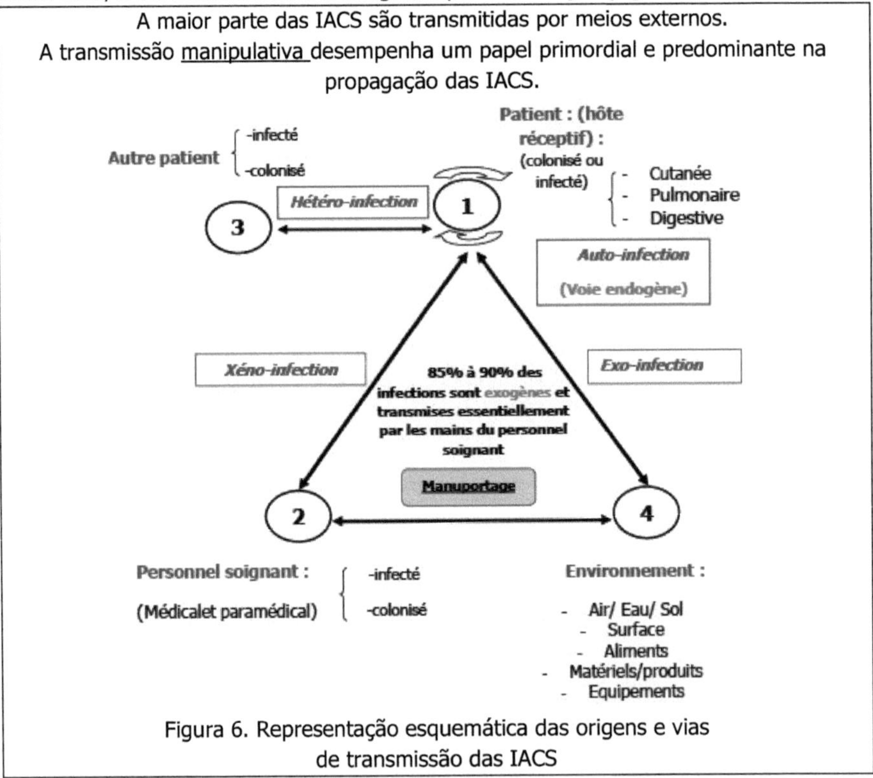

Figura 6. Representação esquemática das origens e vias de transmissão das IACS

4. Factores de risco do SAI

A ocorrência de IACS é favorecida por vários factores de risco, que podem ser : - Associadas aos cuidados de saúde: essencialmente a aquisição de infecções diretamente ligadas a procedimentos de cuidados de saúde através da utilização de procedimentos invasivos.

- Mentiras ao doente: estado imunitário, terreno, suscetibilidade...
- Mentiras sobre o uso excessivo e irracional de antibióticos
- A organização dos cuidados (recursos disponíveis, formação do pessoal, etc.)
- Lies to the care environment: design, qualidade, manutenção.

4.1 Técnicas invasivas

Representam o principal fator de risco para as IACS.

Dizem respeito principalmente à cateterização venosa e arterial, à entubação e à ventilação mecânica, à cateterização urinária e a muitas outras (endoscopia, diálise, punções, infusões, drenagem, alimentação parental, etc.).

O risco de infeção está relacionado com :

- Local de inserção: risco de contaminação perineal para a veia cava inferior. Deve ser dada preferência à cateterização da veia cava superior.
- O período de execução
- A frequência e a multiplicação das manipulações.

De acordo com o último inquérito nacional francês sobre a prevalência de infecções nosocomiais em estabelecimentos de cuidados de saúde, realizado em 2017 [35], a prevalência de doentes infectados e infecções nosocomiais foi significativamente mais elevada em doentes expostos a dispositivos médicos (MD), principalmente cateteres vasculares, cateteres urinários e assistência respiratória. O risco era 4,5 vezes mais elevado para os doentes com um dispositivo médico de demora no dia do inquérito do que para os que não o tinham (Figura 7).

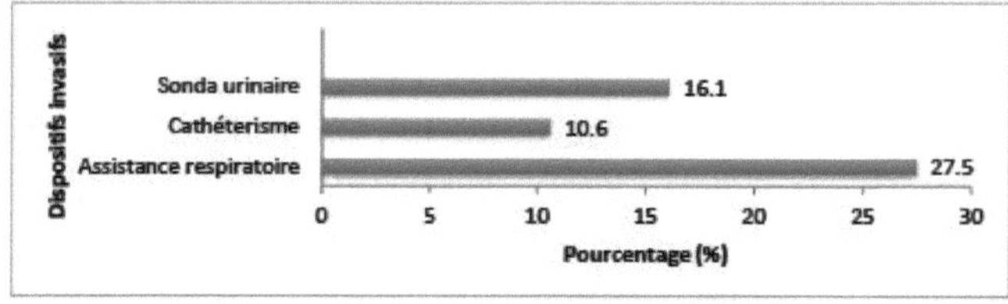

Figura 7. Gráfico de barras que representa a frequência de exposição de doentes infetados a dispositivos invasivos. Inquérito nacional de prevalência, França, 2017.

De acordo com o último inquérito nacional tunisino sobre a prevalência de infecções nosocomiais, "NosoTun 2012" [12]: a análise multivariada mostrou que o risco nosocomial era multiplicado por 5,3 no caso de punção suprapúbica, por 3,8 na presença de um cateterismo vascular central (CVC), por 2,3 na presença de um cateter urinário, por 1,9 no caso de intubação/ventilação e por 1,8 na presença de um cateterismo vascular periférico (CVP).

$^{-3}$Um inquérito de prevalência recente realizado em 2018 no HCN em Tunes mostrou que a prevalência de doentes infetados era significativamente mais elevada entre os que tinham pelo menos um DM durante os 7 dias anteriores ao inquérito, em comparação com os doentes sem um dispositivo invasivo (26,7% versus 5,9%; p <10). A prevalência de doentes infectados aumentou com o número de DMs (Figura 8).

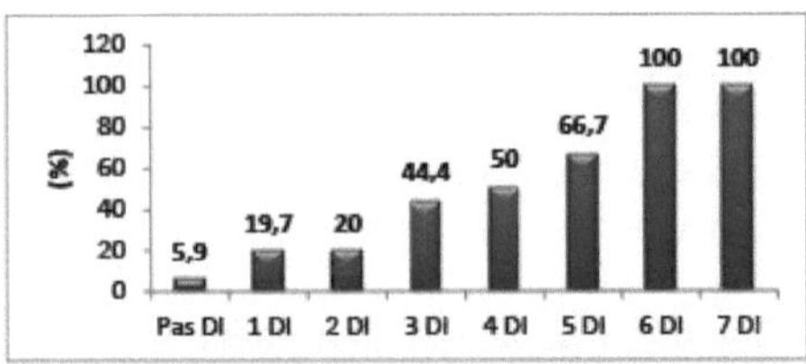

Figura 8. Prevalência de doentes infetados de acordo com o número de ID, inquérito de prevalência no HCN Tunis, 2018

4.2 A utilização irracional dos ATB

A noção de uso irracional de ATBs engloba várias situações: tratamento excessivo de doenças benignas, uso indevido de ATBs, uso excessivo de injecções, automedicação e interrupção prematura do tratamento [36]. Este fator é considerado como uma das principais causas de IACS.

A utilização excessiva e desnecessária de ATBs acelera o fenómeno da resistência. Conduz à seleção de bactérias resistentes no ambiente hospitalar, que podem mesmo tornar-se multi-resistentes [37].

De acordo com a OMS, quase metade de todas as prescrições de medicamentos são injustificadas e mal utilizadas, o que representa uma grande ameaça para a saúde e a economia. De facto, a prescrição inadequada de ATB pode causar acontecimentos indesejáveis que podem levar a uma doença prolongada ou mesmo à morte [36].

4.3 Estado do doente

O risco de contrair uma IACS aumenta com :

- Idade (>45 anos) [38].
- A gravidade do estado que requer hospitalização (politraumatismo, queimaduras, insuficiência visceral aguda, etc.)
- Doenças crónicas (diabetes, insuficiência renal, insuficiência hepática, insuficiência cardíaca, etc.) [39]
- Terapia imunossupressora

4.4 Outros

Existem outros factores que aumentam o risco de desenvolver IACS. Estes incluem

-A arquitetura das instalações não permite o isolamento dos doentes infectados

- Formação insuficiente do pessoal de enfermagem em matéria de higiene hospitalar
- A natureza da atividade do serviço. Alguns serviços são considerados de alto risco, como os serviços de cuidados intensivos e de doenças infecciosas.
- Cuidados mal organizados
- Sobrelotação dos serviços hospitalares

5. Microrganismos responsáveis pelas IACS

As IACS são frequentemente causadas por germes indesejáveis (vírus, bactérias, fungos, parasitas) que fazem parte da flora hospitalar (Figura 9).

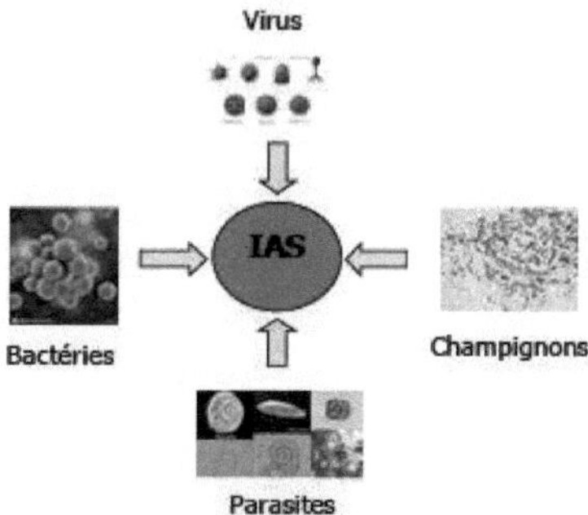

Figura 9. Os diferentes tipos de germes responsáveis pelas IACS

As bactérias são responsáveis por cerca de 90% das IACS [40] .

Em geral, os bacilos gram-negativos representam 60% dos germes registados em séries europeias [41].

De acordo com o Institut national de la sante et de la recherche medicale (Inserm) em França, três bactérias principais são responsáveis por mais de metade de todos os casos de infecções nosocomiais: Escherichia coli, *Staphylococcus aureus* e *Pseudomonas Aeruginosa* [42].

De acordo com os resultados do último inquérito nacional sobre a prevalência de infecções nosocomiais realizado em França em 2017, as famílias bacterianas mais frequentemente isoladas foram, por ordem decrescente: enterobactérias, com uma percentagem relativa de 43,8%, seguidas de cocos gram-positivos em 34,2% dos casos e bacilos gram-negativos que não enterobactérias em 9,8% dos casos [35].

A Escherichia coli foi o germe mais frequentemente identificado em quase um quarto dos casos (Figura 10).

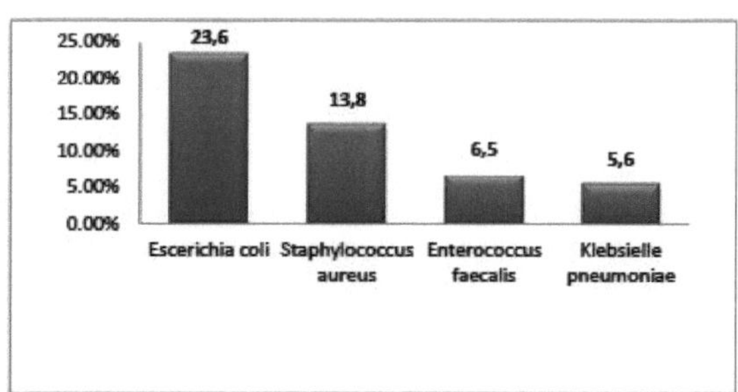

Figura 10. Distribuição proporcional dos factores mais frequentemente frequentemente identificados. Inquérito nacional sobre a prevalência de infecções nosocomiais, França, 2017

Na Tunísia, de acordo com o último inquérito nacional de prevalência realizado em 2012 ("NosoTun2012"), os germes mais comuns responsáveis por infecções nosocomiais *foram Klebsiela pneumoniae, Pseudomonas Aeruginosa* e *Escherichia coli* [12] (Figura 11).

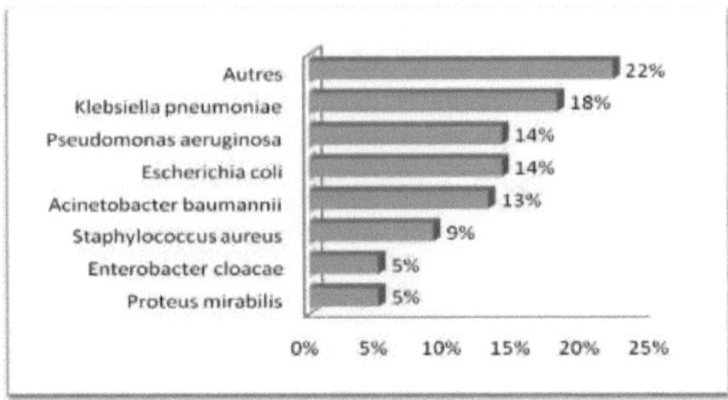

Figura 11. Distribuição proporcional dos germes identificados. Inquérito nacional de prevalência, NosoTun 2012

Em 2018, foi realizado outro inquérito de prevalência da NI na HCN. *LE.* Coliet le *Pseudomonas Aeroginosa* foram os germes mais comuns (Figura 12).

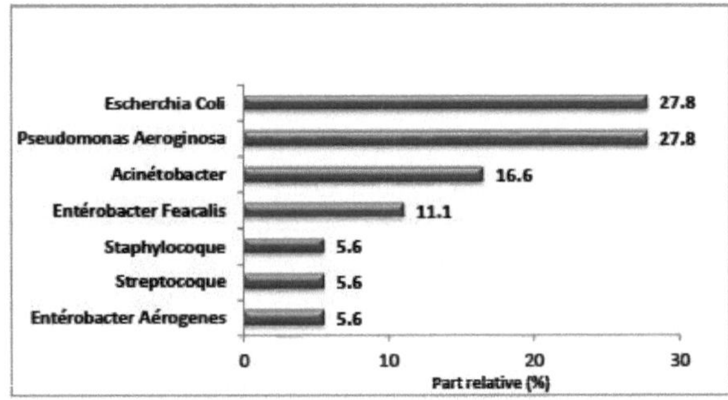

Figura 12. Distribuição proporcional dos germes identificados. Inquérito de prevalência IN, HCN Tunis, 2018.

Em ambientes de cuidados intensivos médicos, de acordo com um recente inquérito multicêntrico tunisino sobre a prevalência de infecções nosocomiais realizado em 2017, os germes mais frequentemente identificados foram *Pseudomonas aeroginosa* e *Klebsiela pneumoniae* [13].

6. Resistência aos antibióticos

A resistência dos germes aos ATB é um problema de saúde importante, que conduz a um aumento da mortalidade e a estadias hospitalares mais longas, com custos financeiros adicionais para os estabelecimentos de saúde [43]. Os organismos multirresistentes são responsáveis por 25% das IACS em todo o mundo [44]. De acordo com a OMS, o número de mortes atribuíveis à resistência bacteriana está estimado em 700 000 por ano [45].

A cada momento, as bactérias desenvolvem novos mecanismos de resistência, na sequência de uma acumulação de resistências naturais (que fazem parte integrante do capital genético de uma espécie bacteriana) e de resistências adquiridas (secundárias a mutações cromossómicas ou, mais frequentemente, à aquisição de genes de resistência transportados por elementos genéticos móveis que se propagam muito facilmente de uma bactéria para outra) (figura 13) [37,46].

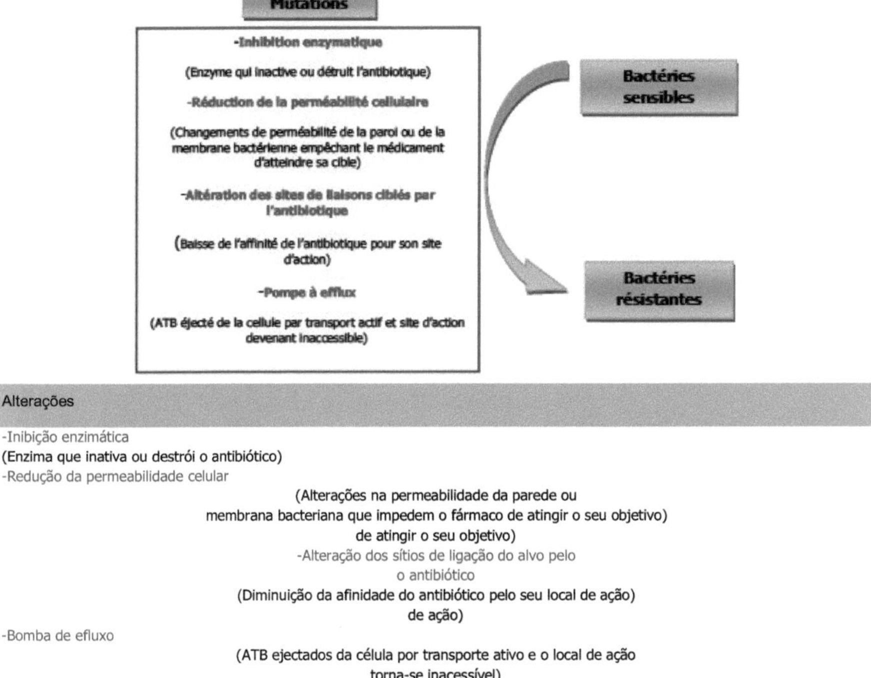

Figura 13. Diagrama sintético do fenómeno da resistência e dos seus principais mecanismos principais

As bactérias multirresistentes (MDRB) são definidas por um fenótipo que combina a resistência a vários medicamentos e que pode comprometer as possibilidades terapêuticas. A emergência deste fenómeno tornou-se uma grande preocupação de saúde a nível mundial.

É sobretudo o resultado da utilização maciça e muitas vezes inadequada dos ATB.

Muitos factores e situações podem contribuir para o aparecimento e a propagação deste fenómeno. Estes factores são apresentados no diagrama seguinte (Figura 14) [47] :

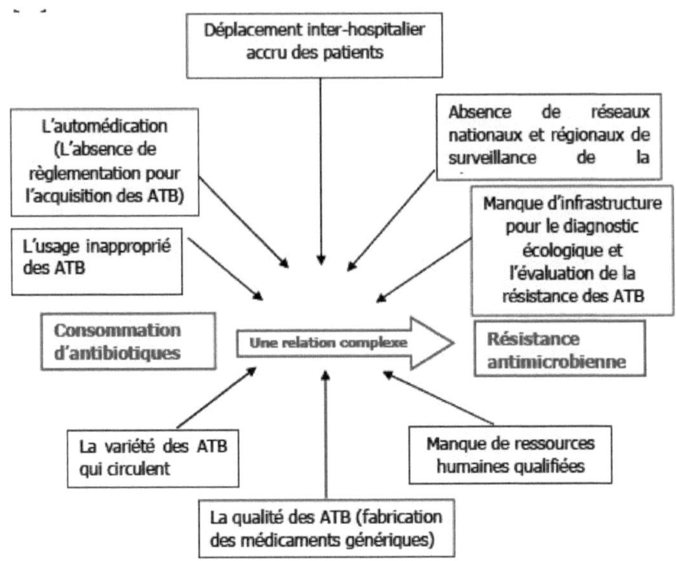

Aumento da circulação de doentes entre hospitais
Falta de redes nacionais e regionais de vigilância da resistência Falta de infra-estruturas para o diagnóstico ecológico e a avaliação da resistência aos ATB
Auto-medicação (ausência de regulamentação para a compra de ATBs)
Utilização inadequada de ATBs
Consumo de antibióticos
Resistência antimicrobiana
Uma relação complexa
A variedade de ATBs em circulação
Falta de recursos humanos qualificados
Qualidade dos ATB (fabrico de medicamentos genéricos)

Figura 14. Principais factores envolvidos na emergência da resistência aos antibióticos

Em França, as estirpes *de Staphylococcus aureus resistentes à meticilina* (MRSA) são o tipo mais comum de MRB nos hospitais [35].

De acordo com uma revisão sistemática da literatura que estuda a incidência da resistência aos antibióticos na África Ocidental, a resistência do *Staphylococcus* aureus à meticilina varia de um país para outro, com uma incidência geral bastante elevada (Quadro I) [48].

Tabela I. Frequência da resistência de *Staphylococcus aureus* à meticilina nos países da África Ocidental. Revisão sistemática da literatura, África, 2017.

País	% de resistência de *Staphylococcus* aureus à meticilina
Senegal e Níger	16
Nigéria	20 a 47
Benim	36
Togo	35.7

Costa do Marfim	39

No que diz respeito às enterobactérias produtoras de b-lactamases de espetro alargado (ESBL), a sua prevalência nestes países da África Ocidental é considerada muito preocupante. Tomando *a Eschirechia Coli* como exemplo, a proporção de estirpes produtoras de ESBL atingiu 66% no Togo [48].

Na Tunísia, foi criado em 1999 um sistema de controlo da resistência bacteriana nos hospitais, o AntibioResistance en Tunisie (LART). Esta foi a primeira rede tunisina, cujo principal objetivo é monitorizar a resistência aos ATB nas principais espécies bacterianas isoladas nos principais centros hospitalares universitários tunisinos, a fim de seguir a evolução da resistência bacteriana e detetar a emergência de nóvos fenótipos de resistência [49]. A evolução da resistência nas espécies mais frequentemente isoladas foi estudada e analisada todos os anos. Os resultados mais recentes datam de 2017: - Para a *E. coli*, a resistência à amoxicilina e à ticarcilina atingiu mais de 70 % (figura 15).

- A resistência *da Klebsiella pneumoniae* à tetraciclina excedeu 50% em 2017 (figura 16)
- Relativamente ao *S. aureus*, a percentagem mais alarmante de resistência foi à penicilina e à amoxicilina, que ultrapassou os 90% desde 2013 (figura 17).
- Relativamente à *Pseudomonas aeruginosa* e à *Acinetobacter baumanni*, a resistência à Ticarcilina atingiu 20,2% e 86,1%, respetivamente, em 2017 (figura 18).

Para Escherichia coli

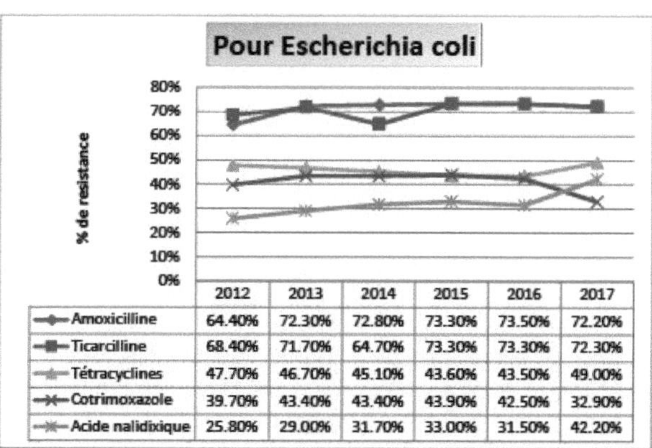

	2012	2013	2014	2015	2016	2017
Amoxicilline	64.40%	72.30%	72.80%	73.30%	73.50%	72.20%
Ticarcilline	68.40%	71.70%	64.70%	73.30%	73.30%	72.30%
Tétracyclines	47.70%	46.70%	45.10%	43.60%	43.50%	49.00%
Cotrimoxazole	39.70%	43.40%	43.40%	43.90%	42.50%	32.90%
Acide nalidixique	25.80%	29.00%	31.70%	33.00%	31.50%	42.20%

Figure 15. Evolução da resistência da *'Escherichia coil'* a diferentes diferentes ATBs ao longo dos anos. Dados do LART (2012-2017)

Para Klebsiella pneumoniae

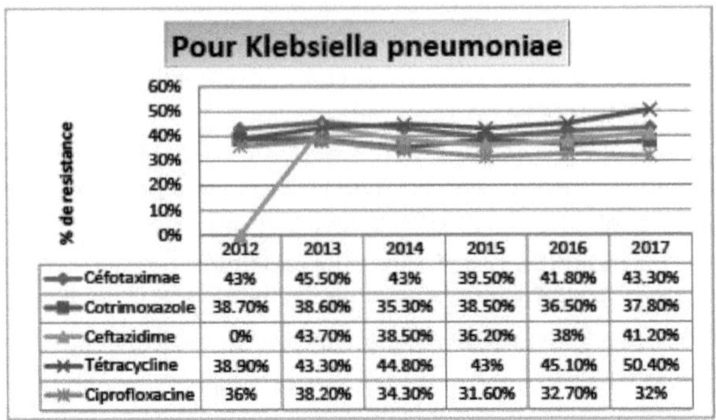

	2012	2013	2014	2015	2016	2017
Céfotaximae	43%	45.50%	43%	39.50%	41.80%	43.30%
Cotrimoxazole	38.70%	38.60%	35.30%	38.50%	36.50%	37.80%
Ceftazidime	0%	43.70%	38.50%	36.20%	38%	41.20%
Tétracycline	38.90%	43.30%	44.80%	43%	45.10%	50.40%
Ciprofloxacine	36%	38.20%	34.30%	31.60%	32.70%	32%

Figure 16. Tendências da resistência da *Klebsiella pneumoniae* a diferentes ATBs ao longo dos anos. Dados do LART (2012-2017)

Para Staphylococus aureus

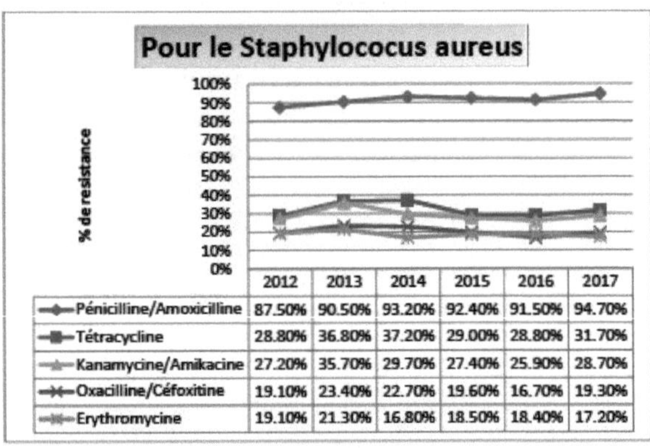

	2012	2013	2014	2015	2016	2017
Pénicilline/Amoxicilline	87.50%	90.50%	93.20%	92.40%	91.50%	94.70%
Tétracycline	28.80%	36.80%	37.20%	29.00%	28.80%	31.70%
Kanamycine/Amikacine	27.20%	35.70%	29.70%	27.40%	25.90%	28.70%
Oxacilline/Céfoxitine	19.10%	23.40%	22.70%	19.60%	16.70%	19.30%
Erythromycine	19.10%	21.30%	16.80%	18.50%	18.40%	17.20%

Figure 17. Tendências na resistência de *Staphylococcus aureus* a diferentes ATBs ao longo dos anos. Dados do LART (2012-2017)

Para Pseudomonas aeruginosa

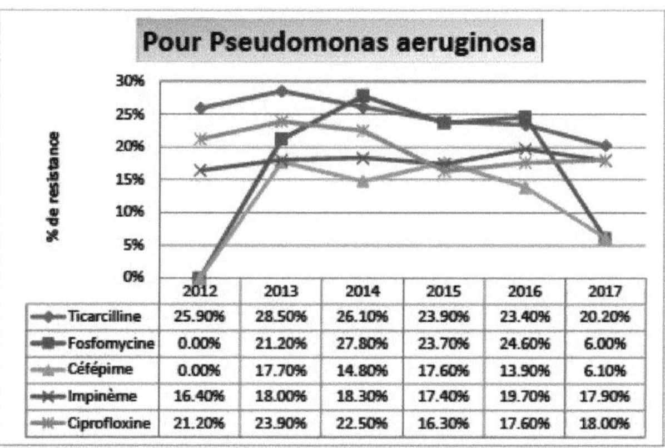

	2012	2013	2014	2015	2016	2017
Ticarcilline	25.90%	28.50%	26.10%	23.90%	23.40%	20.20%
Fosfomycine	0.00%	21.20%	27.80%	23.70%	24.60%	6.00%
Céfépime	0.00%	17.70%	14.80%	17.60%	13.90%	6.10%
Impinème	16.40%	18.00%	18.30%	17.40%	19.70%	17.90%
Ciprofloxine	21.20%	23.90%	22.50%	16.30%	17.60%	18.00%

Figure 18. Evolução da resistência de *Pseudomonas aeruginosa* a diferentes ATBs ao longo dos anos. Dados do LART (2012-2017)

IV. Síntese bibliográfica

I. Resumo bibliográfico do impacto estimado da IAS

1.1 Metodologia de cálculo do impacto das NIC

As medidas de incidência têm em conta o número de novos casos de uma doença observados durante um determinado período, num determinado local, numa determinada população.

Por conseguinte, só podem ser utilizados quando é possível distinguir, durante um determinado período, entre os novos casos e os que ocorreram antes do início do período.

Existem dois tipos de indicadores: incidência cumulativa (IC) e densidade de incidência (ID):

1.1.1 Incidência cumulativa (IC): calculada da seguinte forma:

número de novos casos de IACS

= numa população, durante um período T, o número total de pessoas saudáveis em risco no início do período T em questão

Numerador: trata-se de doentes recentemente infectados durante o período de tempo T

Denominador: é a população em risco no início do período de tempo T.

O IC é uma proporção e não tem unidade. [234] Exprime-se em x casos por 10, 10, 10, etc.

Existem vários cenários para estimar o número de pessoas em risco: Se considerarmos que a composição dos grupos estudados é fixa no início do estudo e não é renovada durante o período de estudo, falamos de uma coorte fechada ou fixa. Existem vários cenários possíveis para estimar o número de pessoas em risco:

- ou o número de acontecimentos, pessoas perdidas no seguimento ou mortes durante o período de observação é pequeno em comparação com a população inicial: o número de pessoas em risco é então igual a P0, a dimensão da população no início do período de observação.
- ou este número é significativo: o número de pessoas em risco é então igual a

$$\frac{P0 + P1}{2}$$

Com P1: dimensão da população no final do período de observação.

1.1.2 Densidade de incidência (ID)

Reflecte a variação do tempo de observação das pessoas em risco. É útil para o acompanhamento hospitalar e é calculado da seguinte forma

$$DI = \frac{\substack{\text{nombre de nouveaux cas survenus des IAS} \\ \text{dans une population pendant une période T}}}{\substack{\text{somme des personnes−temps} \\ \text{pendant la même periode de temps T}}} \text{ X 100}$$

número de novos casos de IACS
numa população durante um período T
soma de pessoas-tempo
durante o mesmo período T

Numerador: trata-se de doentes recentemente infectados durante o período de tempo T

Denominador: é a duração total da hospitalização dos doentes em risco (em dias).

Esta medida deve ser utilizada quando o período durante o qual a incidência de um acontecimento pode ser estudada (durante a monitorização da população) varia de um sujeito para outro.

É expresso em tempo de risco da pessoa (tempo: meses ou anos).

Mede a velocidade a que uma doença se propaga.

Para uma população instável como a população hospitalar, há muitas entradas e saídas (altas, transferências, mortes, etc.) e muitas pessoas são perdidas de vista.

Assim, nem todos os doentes têm o mesmo tempo de exposição à mesma duração.

Por conseguinte, é mais exato do que o IC, especialmente quando a proporção de pessoas perdidas no seguimento é elevada numa população estudada.

Por exemplo: uma densidade de incidência de 10/100.000 pessoas-ano significa que houve 10 novos casos de infeção por cada 100.000 pessoas monitorizadas ao longo de um ano.

Princípio do conceito PESSOA-TEMPO

- Cada sujeito já não é contado para a totalidade do período de observação planeado para toda a população, mas apenas para o período durante o qual foi possível observá-lo, antes da ocorrência do evento em estudo. Este período é designado por período de risco.

O número total de pessoas-tempo de uma determinada população
é igual à soma do acompanhamento efectuado por todos os indivíduos dessa população
em número de pessoas-tempo.

- As vantagens dos inquéritos de impacto :

Os estudos longitudinais fornecem informações sobre a propagação das IACS.

As principais vantagens dos estudos de impacto são :

- Objetivar o risco de infeção: ou seja, a probabilidade de ocorrência de uma IACS no futuro
- Identificar os factores de risco para estas IACS
- Abordagem óptima do custo destas infecções

Os resultados obtidos com este tipo de inquérito caracterizam-se pela sua fiabilidade e precisão. Para uma população de doentes hospitalizados, a medição da incidência continua a ser o melhor indicador do risco de contrair uma IACS do que a medição da prevalência [50].

- As desvantagens dos inquéritos de incidência :

Os inquéritos de incidência têm também alguns inconvenientes:

- O custo deste tipo de estudo é elevado, uma vez que exige pessoal formado no método de recolha de dados e maiores recursos logísticos.
- Este tipo de inquérito pode exigir que os dados sejam recolhidos durante um período mais longo, o que resulta numa carga de trabalho mais pesada.

1.2 Discussão dos resultados da literatura

Um inquérito de vigilância multicêntrico (2010-2015) sobre infecções associadas a dispositivos médicos (MDSI) realizado pelo Consórcio Internacional de Controlo de Infecções Nosocomiais (INICC) em 50 países de diferentes continentes (na América Latina, Europa, Mediterrâneo Oriental, Sudeste Asiático e Pacífico Ocidental), em unidades de cuidados intensivos médicos e cirúrgicos, encontrou uma densidade de incidência de bacteriemia relacionada com CVC igual a 4,2 por 1000 dias de CVC.

Comparando estes resultados com os comunicados pela National Health-care Safety Network (NHSN) em 2012 nos Estados Unidos, esta DI foi quase 5 vezes superior. A DI para a pneumonia associada à ventilação mecânica (PAVM) foi também mais elevada (13 versus 0,9 infecções por 1000 dias de ventilação), tal como a DI para as infecções do trato urinário (ITU) associadas à cateterização urinária (5 versus 1,7 por 1000 dias de cateterização) [51].

Estas variações nos resultados observados nestes dois estudos podem ser explicadas pela falta de cumprimento das diretrizes, pelo baixo rácio enfermeiro/doente, pela falta de formação e experiência do pessoal paramédico, pela sobrelotação e sobrecarga dos hospitais e pela falta de material médico [51].

Um ensaio aleatório controlado de IACS em unidades de cuidados intensivos num país europeu, a República de Chipre, mostrou que o IC global de IACS foi de 12,6% e a DI foi de 19 IACS por 1000 dias de UCI. As infecções causadas por CVC foram as mais frequentes, com uma incidência cumulativa de quase 50%, seguidas das PAV (37%) e das ITU relacionadas com a cateterização urinária (14%) [52].

De facto, o risco de infeção nas unidades de cuidados intensivos (UCI) é particularmente maior do que nos doentes em ambientes hospitalares convencionais [53,54]. Estes valores elevados nos cuidados intensivos estão geralmente relacionados com a gravidade das co-morbilidades subjacentes, a condição relativamente frágil destes doentes, a multiplicidade de terapêuticas prescritas e a utilização quase sistemática e frequente de vários DM [51,55].

Outro estudo multicêntrico prospetivo realizado em 2019 pelo INICC em unidades de cuidados intensivos de 42 países com recursos limitados, centrado na bacteriemia relacionada com a CVP, encontrou uma densidade de incidência de 2,4/1000 CVP por dia, com uma taxa de mortalidade atribuível à infeção de 18% [56]. Este resultado foi semelhante ao observado noutro estudo multicêntrico, com uma metodologia semelhante, realizado pelo INICC no Médio Oriente em 2013 (ID de 2,3 por 1000 *CVP* por dia). No entanto, a mortalidade observada neste estudo foi muito mais elevada (29% versus 18%) [57].

Embora os estudos sejam raros nos países em desenvolvimento, de acordo com a OMS, a morbilidade destas infecções nestes países é significativamente mais elevada do que nos países desenvolvidos [58].

Um inquérito sobre a incidência de IACS na África do Sul mostrou que a densidade de incidência de IACS excedeu 30 casos por 1000 doentes-dia no hospital [59]. Foram comunicados resultados comparáveis num estudo longitudinal realizado na Etiópia em 2016, com uma incidência global de 28 casos por 1000 pessoas-dia. Essa identificação foi 4 vezes maior nas UTIs do que em outras enfermarias, excedendo 207 casos por 1.000 pacientes-dia [38].

Estes resultados foram superiores aos encontrados pelo INICC em Marrocos, com um ID de 22 IACS por 1000 dias de internamento, com predomínio das PAV, com uma densidade de 43 por 1000 dias de ventilação [60]. O impacto das IACS é particularmente sentido em países com fracos recursos humanos e materiais, dada a escassez de pessoal de saúde e a ausência de estratégias de prevenção que visem o cumprimento de medidas preliminares de higiene, bem como a ausência de regulamentação relativa à notificação obrigatória e monitorização destas infecções nos estabelecimentos de saúde

[61].
Este fenómeno é cada vez mais agravado em países com recursos limitados, devido, por um lado, ao baixo nível de despesas no combate a estas infecções e, por outro, à emergência de resistência antimicrobiana [8].
Além disso, a disparidade de resultados observada entre os diferentes países, e mesmo dentro do mesmo país (de um departamento para outro), pode ser explicada por vários factores. Há factores que dependem das caraterísticas dos doentes e da heterogeneidade do risco intrínseco e extrínseco da população estudada, e outros factores que estão ligados às variações e diferenças metodológicas adoptadas, tais como: o tipo de estudo prospetivo ou retrospetivo, o método de recolha de dados, as diferenças nas definições das infecções utilizadas e as variações nas metodologias de cálculo dos indicadores utilizados.
A comparação deve igualmente ter em conta a existência ou não de um programa eficaz de luta contra as doenças infecciosas e o nível de controlo do risco infecioso ao nível do hospital e das enfermarias.
Entre 1995 e 2010, a OMS comunicou uma taxa de morbilidade da IN de quase 18% em Marrocos e na Tunísia [58]. Também salientou a escassez de dados disponíveis em todos os países de baixo e médio rendimento, o que leva a uma sub ou sobreavaliação real destas infecções [13].
A Tunísia, um país em desenvolvimento com recursos humanos e materiais limitados, é afetada por este problema, mas os estudos que determinam a sua escala e consequências são limitados [62].
De acordo com um inquérito tunisino realizado na unidade de cuidados intensivos de Kairouan [63] em 2014, que estudou a incidência de ITU e os seus factores de risco, a incidência global excedeu 30%, com um ID que atingiu 55 ITU por 1000 dias de hospitalização. As PAV foram as mais dominantes, seguidas das ITU relacionadas com a cateterização vesical e a bacteriemia do CVC, com IDs de 54,8, 12 e 11,2, respetivamente, por 1000 dias de DM correspondente.
Comparando estes resultados com outros estudos de incidência em ambientes de cuidados intensivos [61,64] efectuados a nível nacional, verificamos algumas diferenças, mas globalmente estes valores são considerados elevados.
Entre estes estudos, um foi realizado em 2012 numa unidade de cuidados intensivos tunisina em Sousse, centrando-se na incidência de IACS [61]. A incidência global destas infecções foi de 16,2%, com um ID de 17 doentes infectados por 1000 dias de hospitalização. As infecções relacionadas com o CVC foram as mais frequentes, seguidas das infecções relacionadas com a CVP.
A incidência de infecções relacionadas com CVC foi o dobro da observada na Colômbia [65] e sete vezes superior à registada nos Estados Unidos [66]. A escolha do local de inserção do CVC e o cumprimento de medidas assépticas e precauções padrão de higiene durante a inserção, manutenção, manuseamento e remoção deste tipo de cateter são os principais factores determinantes na redução do risco de infeção associado [22,23,61].
Do mesmo modo, os CVP são uma fonte importante de infecções hospitalares. Encontram-se entre os dispositivos médicos mais utilizados nos estabelecimentos de saúde em todo o mundo. Tal como referido num estudo multicêntrico internacional

realizado em 42 países de todo o mundo, aproximadamente 200 milhões de CVP são inseridos em estabelecimentos de saúde todos os anos nos Estados Unidos, com uma incidência de infecções relacionadas com CVP na UCI de 2,4 por 1000 dias de CVP [56].
Um estudo tunisino realizado em 2017, que analisou a incidência de eventos adversos relacionados com as VCT (EA-VCT) num departamento de cardiologia, encontrou uma incidência global de EA-VCT superior a 30%. As infecções representaram 11,4% de todos os EA registados [67].
A elevada incidência de infecções relacionadas com cateteres vasculares deve-se à falta de cumprimento das normas de higiene e à ausência de programas de monitorização e notificação deste tipo de infecções nas unidades de saúde.
As infecções relacionadas com os dispositivos vasculares (CVC e CVP) são geralmente consequência da qualidade da inserção, dos cuidados de manutenção, do tempo necessário para remover o dispositivo e da duração do internamento [68]. Dependem de vários factores: o estado do doente, o local de hospitalização, o tipo de equipamento utilizado, os produtos e tratamentos infundidos, o local de inserção, as medidas de higiene, o tempo de manutenção da linha venosa e o critério de diagnóstico escolhido, etc. [61,69] ▪
Além disso, as infecções do local cirúrgico (ISC) são consideradas entre as complicações mais frequentes em pacientes submetidos a procedimentos cirúrgicos, constituindo uma importante fonte de morbidade e mortalidade nesses pacientes. De acordo com um estudo prospetivo destinado a estimar a incidência de ISC após cesariana numa maternidade na região de Kairouan em 2015, a incidência global foi de 5% com um ID de 1,7 por 1000 pacientes-dia [70].
Estes resultados são semelhantes aos observados nos Estados Unidos. No entanto, estes valores eram mais elevados no Níger e na Índia (atingindo 24%) [70].
Este tipo de infeção materna é muito mais elevado nos países em desenvolvimento (incidência de até 27%) do que nos países desenvolvidos (incidência de 7%) [71,72].
A maioria das ISC deve-se à inoculação de bactérias durante as incisões. Estas infecções podem ser evitadas através da prática de um conjunto de boas práticas clínicas (BCP) que minimizam o desenvolvimento destas infecções [73].
A preparação para a cirurgia deve incluir sempre um banho de duche, a administração adequada de profilaxia antibiótica cirúrgica (seleção do ATB adequado com uma dose adaptada ao peso do doente e administração no momento certo antes do procedimento cirúrgico e não superior a 24 horas) e uma boa assepsia cutânea do local da cirurgia [73,74].

2. Resumo da literatura sobre a estimativa dos custos adicionais associados às NIC

2.1 Os diferentes métodos de cálculo do custo adicional de um projeto para as NIC

O impacto médico-económico das IACS continua a aumentar em todo o mundo.
Uma melhor avaliação dos custos associados às IACS poderia mobilizar os decisores para melhorar a qualidade dos cuidados oferecidos e limitar o aumento destas despesas

através do investimento financeiro no desenvolvimento de estratégias de prevenção e vigilância pertinentes.

2.1.1 Os diferentes tipos de custos NIC :

Quadro II. Diferentes tipos de custos relacionados com as NIC.

Custos hospitalares	Conhecidos nomeadamente como custos sumários, são representados por : -despesas médicas diretamente facturadas, tais como exames radiológicos e bacteriológicos complementares, tratamentos terapêuticos, etc. -Despesas médicas não facturadas correspondentes à carga de trabalho suplementar e incluídas no preço de um dia de hospitalização.
Facturas de despesas pós-hospitalares	Trata-se de todos os custos correspondentes aos tratamentos de acompanhamento, aos cuidados em ambulatório, à perda de produtividade e ao tempo de convalescença.
Custos de prevenção	São representados pela eficácia das medidas de prevenção aplicadas num determinado estabelecimento de saúde

2.1.2 Métodos de estimativa de custos

Estão disponíveis vários métodos de cálculo para ajudar a avaliar os custos adicionais associados às NIC. Existem :

> Estimativa direta :

É também conhecido como 'o método "contabilístico". Consiste em medir os custos adicionais (medicamentos, análises, tempo de internamento, etc.) de cada doente infetado.

Chaix et al utilizaram este método num inquérito francês. Obtiveram um custo adicional estimado de 9275 dólares, equivalente a 8483,84 libras (1 dólar = 0,91 libras) [75].

> Estimado pelo médico:

Trata-se de um método através do qual um perito clínico estima subjetivamente se a causa de morte dos doentes se deve ou não a uma ou mais IACS. Em seguida, regista os custos adicionais exactos dos serviços auxiliares (testes bacteriológicos, radiografias, antibióticos, etc.), bem como os custos específicos de rotina para cada doente infetado. Estes são depois comparados com a fatura do hospital utilizando um analista de custos. [76]

De acordo com Haley RW, este método subestima o valor real dos custos, uma vez que estas despesas só são calculadas se forem claramente o resultado de um SAI [77].

> Comparação caso-controlo :

Este método consiste em medir o custo do tratamento de um subgrupo de doentes infectados, comparando-o depois com o custo do tratamento de um subgrupo de doentes não infectados com as mesmas caraterísticas (sexo, patologias associadas, idade, tratamento, etc.) para garantir a objetividade dos resultados [75].

De acordo com alguns autores, este método pode ter desvantagens, tais como :

- não comparabilidade dos grupos
- o número insuficiente de testemunhas selecionadas

> Comparação simples :

Este método consiste em comparar os custos adicionais incorridos por um grupo de doentes infectados com os custos incorridos por um grupo de doentes não infectados, que não têm necessariamente as mesmas caraterísticas.
Este método pode não ser satisfatório, uma vez que os grupos selecionados podem ser diferentes, nomeadamente no que diz respeito às patologias subjacentes, o que poderia conduzir a uma sobreavaliação dos custos.

2.2 Escolha do método :

A escolha do método de estimativa dos custos hospitalares adicionais varia em função dos dados disponíveis. De facto, estes factores dependem de vários parâmetros, tais como :

- Recursos disponibilizados para a realização do inquérito
- a qualidade dos registos médicos
- a possibilidade de tratamento informatizado de dados...

2.3 Análise económica :

De acordo com a literatura sobre a análise económica dos custos adicionais atribuídos ao SAI, são válidos dois tipos de modelos:

> Análise custo-benefício :

O objetivo desta abordagem é exprimir em termos orçamentais reais os benefícios da aplicação de procedimentos preventivos para reduzir significativamente os custos adicionais associados ao SAI.
Se o custo das IACS for inferior ao custo das medidas preventivas adoptadas, estas devem ser substituídas por outras medidas mais vantajosas e menos onerosas. Inversamente, se estas acções forem vantajosas em termos de ganhos financeiros, devem ser acompanhadas e adoptadas, a fim de desenvolver sistemas adequados de cumprimento e controlo de medidas preventivas eficazes [78].

> Análise custo-eficácia :

Esta abordagem tem por objetivo exprimir os custos em termos de qualidade. Por outras palavras, permitirá explicar as despesas em termos de sobrevivência e de morbilidade, podendo ser atribuído um rácio custo/eficácia.

2.4 Discussão dos resultados da literatura :

De acordo com a OMS, o custo anual das infecções contraídas durante os cuidados de saúde em Inglaterra está estimado em mil milhões de libras. Nos Estados Unidos da América, o custo anual está estimado entre 4,5 e 5,7 mil milhões de dólares. No México, o custo anual é de quase 1,5 mil milhões de dólares [9].
Os resultados encontrados na literatura têm demonstrado uma relação significativa entre o prolongamento dos internamentos hospitalares e os custos adicionais que lhes são atribuídos.
De acordo com um estudo realizado num hospital tailandês em 2013, a aquisição de uma ou mais INs foi responsável por um prolongamento de 8,75 ± 1,28 dias da duração do internamento, gerando custos adicionais de 2,50993 ± 979,74 dólares [79].
Os autores avaliaram também o custo do internamento adicional para cada tipo de infeção, destacando o aumento da despesa devido à bacteriemia relacionada com o CVC, como se pode ver na tabela seguinte (tabela III):

Tabela III. Custo e duração do internamento atribuíveis a cada tipo de infeção,

Tailândia, 2013

	Custo ($)	Duração da estadia
Bactérias relacionadas com o AVAC	2.50993	24.94
ITU relacionada com a cateterização urinária	1.05454	5.83
Infeção do trato respiratório inferior	1.89317	6.06

A ocorrência de NI é suscetível de conduzir a complicações nos doentes, resultando numa duração mais longa do tratamento e em despesas significativamente mais elevadas.

No mesmo estudo, os autores avaliaram a eficácia da implementação de uma nova estratégia de aplicação de medidas de combate à IN. O objetivo destas medidas era aumentar o número de medidas preventivas, combinando-as com a monitorização e controlo dos doentes infectados por equipas especializadas, minimizando ou eliminando os factores de risco que favorecem a aquisição de infecções nosocomiais. Demonstrou-se a eficácia destas novas medidas, que foram menos dispendiosas e permitiram uma poupança de 20.444,62 dólares [79].

Do mesmo modo, de acordo com outro estudo efectuado em duas enfermarias pediátricas e neonatais na Grécia, a bacteriemia relacionada com o CVC foi responsável por um prolongamento considerável do internamento de 21 dias e por um custo adicional de 13.727 libras [80].

Os estudos demonstraram uma diferença significativa na duração adicional do internamento e nos custos adicionais associados entre os doentes com bacteriemia por CVC e os doentes sem bacteriemia por CVC, como se mostra abaixo:

Tabela IV. Custos e durações prolongados devido a IACS utilizando um modelo de regressão linear

	Doentes infectados	Doentes não infectados
Duração adicional da estadia (em dias)		
Custos (£)	131.302	17.788

Os métodos utilizados neste estudo para estimar os custos médicos diretos foram baseados numa abordagem que calcula os micro-custos. Estes dados foram recolhidos através da consulta dos registos dos doentes e depois combinados com os custos unitários dos cuidados de saúde expressos em euros:

- Os custos adicionais dos exames complementares: foram obtidos no sítio Web oficial da caixa de seguro de doença pública grega "E.O.P.Y.Y".
- Os custos do material médico utilizado para gerir os CVC foram obtidos no sítio Web Observe Net, que fornece os custos unitários para os hospitais públicos, e depois multiplicados pelo número de serviços prestados.
- Custos cirúrgicos: foram obtidos a partir dos custos cirúrgicos dos hospitais privados, utilizando o método de estimativa direta. Os lucros foram deduzidos do custo de cada operação.

Em conclusão, os custos adicionais associados à IACS foram calculados combinando os custos associados ao prolongamento da duração do internamento com o custo diário.

- Os custos adicionais devidos aos medicamentos (ATB, ATV...) são iguais a :

Dose diária de cada medicamento * Número de dias de utilização do medicamento *

Preço unitário dos medicamentos em (mg/ml...).
Este custo foi calculado com base nos preços unitários estabelecidos pelas fábricas após a aplicação das provisões necessárias para descontos e abatimentos.
Na maioria dos estudos, o custo financeiro direto adicional é o mais calculado. Este facto leva a uma má estimativa do custo exato da infeção, pelo que pode haver uma sobrestimação ou subestimação do custo real das infecções hospitalares. Estes custos adicionais diretos devem-se geralmente a um aumento do consumo de cuidados de saúde, a estadias hospitalares mais longas e a um maior consumo de agentes anti-infecciosos para diagnóstico e tratamento. Estes factores explicam a maior parte dos custos financeiros adicionais diretos causados pelas IACS [81].
De acordo com um estudo que avaliou o impacto das infecções nosocomiais nos custos de hospitalização pediátrica em São Paulo, Brasil, a despesa estimada com os doentes com infecções nosocomiais foi 4 vezes superior à dos doentes não infectados. Este facto deveu-se a uma estadia prolongada de 14 dias. Utilizaram o seguinte método para calcular os custos adicionais [26] :
O cálculo individual dos custos para cada criança foi estimado multiplicando o número de dias de hospitalização pelos custos diários de hospitalização correspondentes ao mês e ao sector de hospitalização.
Este custo extremamente elevado nos doentes infectados (39 66821 dólares) pode dever-se à presença de mais do que uma infeção ou complicação causada pela IN, bem como à exposição a procedimentos invasivos [26].
Além disso, as infecções hospitalares estão a tornar-se um motivo de preocupação crescente, dada a frequência crescente da resistência aos antibióticos nos hospitais. Neste mesmo estudo, os autores estimaram o custo adicional devido à resistência aos antibióticos calculando a dose unitária de cada ATB para cada doente ao longo do período de tratamento, sem incluir os custos devidos a perdas como a contaminação dos frascos, a quebra, etc.
Como resultado, descobriram que os doentes que receberam tratamento para uma infeção eram quase 4 vezes mais caros do que os que não receberam.
Este aumento pode ser justificado pela necessidade de utilizar tipos novos e mais eficazes de TBA com um espetro de atividade mais amplo, que podem ser mais caros do que os tratamentos convencionais [26].
Os períodos de hospitalização mais longos observados podem ser explicados pela falta de procedimentos de diagnóstico para a deteção precoce destas infecções.
De acordo com um estudo realizado na África do Sul em 2015, as IACS resultaram numa estadia adicional de 2275 dias, responsável por custos adicionais de 371887$ [59].
Para estimar este encargo, calcularam o custo adicional multiplicando o número de eventos por local de IACS pela mediana da duração excessiva do internamento nesse local e, em seguida, pelo custo unitário por dia (incluindo custos de laboratório, radiologia e farmácia, etc.).
No entanto, 95% dos eventos de IN exigiram um novo tratamento antimicrobiano, resultando em 2365 dias de hospitalização e um custo adicional de 14 730 dólares [59].
Na mesma linha, o Hospital Universitário HASSAN II, em Marrocos, publicou os resultados de um estudo realizado em 2011, com o objetivo de estimar as despesas adicionais devidas às infecções hospitalares nos três departamentos seguintes: cuidados

intensivos, cirurgia e medicina.

Estes custos foram da ordem dos 1165922,05 DH, com um custo adicional relacionado com a estadia adicional de 72900 DH. Estimaram ainda um custo anual relacionado com estas infecções de 15008628,96 DH, sendo que uma grande parte foi para as unidades de cuidados intensivos [10] (Figura 19).

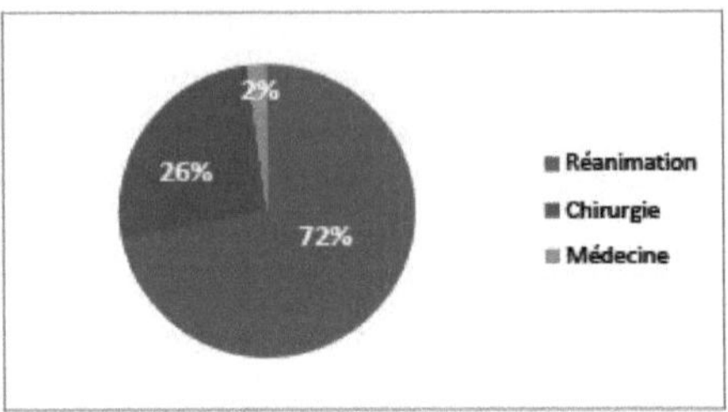

Reanimação
■ Cirurgia
■ Medicina

Figura 19. Repartição das despesas anuais relacionadas com o tratamento da IN por departamento. Inquérito CHU HASSAN II, Marrocos, 2011

Estimaram igualmente um custo de prevenção de cerca de DH6,8800. Para estimar as despesas anuais perdidas, utilizaram os seguintes métodos de cálculo:

- Custo da infeção = Custo das despesas gerais + Custo dos exames complementares + Custo do tratamento com antibióticos
- Custo unitário de prevenção = custo de cada meio básico de prevenção utilizado pelo pessoal médico e paramédico (luvas limpas e esterilizadas, lixívia, detergentes, papel descartável, lavatórios, sabão líquido, etc.).
- Custo global da prevenção = custo unitário de cada meio de prevenção * número de doentes
- Custos adicionais = custos da infeção - custos da prevenção
- Custo anual = custos adicionais *prevalência de novas infecções

Um estudo de avaliação do custo adicional da IN no Hospital Universitário de Tizi Ouzou, na Argélia, estimou o custo adicional da hospitalização em 6.801.953,40 DA e o custo da prevenção em 12 vezes menos [82].

Para aproximar esta despesa, os autores estimaram o custo adicional, para cada doente infetado, de uma hospitalização prolongada devido à NI.

Os estudos que determinam o custo adicional das IACS são raros na Tunísia. De acordo com um estudo antigo realizado no HCN em Tunes, em 1998, sobre a incidência de IACS e a abordagem do seu custo adicional, o tempo adicional de internamento estimado por comparação simples entre o grupo infetado e o grupo não infetado foi de 9,3 dias. O custo adicional atribuído à IACS foi de 20.496 DT para o custo relacionado com a duração do internamento e de 4302,707 DT para o custo relacionado com os ATB [50].

Estes resultados são provavelmente inferiores à realidade porque o cálculo dos custos adicionais foi baseado no preço fixo de um dia de hospitalização sem ter em conta em pormenor os custos dos exames de diagnóstico e dos cuidados prestados [50].

Os resultados dos estudos que estimam os custos adicionais das infecções hospitalares são diferentes e variam por várias razões. O tipo de hospital, o departamento escolhido, o método de cálculo, a dimensão da população-alvo e os locais de infeção estudados são factores que conduzem à heterogeneidade destes resultados.

V. Medidas de luta contra as IACS

O combate às IACS é um passo vital para garantir a segurança dos doentes e melhorar a qualidade dos cuidados de saúde.

As precauções padrão são consideradas a pedra angular de toda a prevenção da transmissão de pessoa para pessoa, aplicáveis em todas as situações.

O seu princípio fundamental é considerar cada doente como um potencial portador de um agente infecioso conhecido ou desconhecido.

O seu objetivo é proteger o pessoal e os doentes.

As precauções padrão devem ser aplicadas por todos os profissionais de saúde a todos os doentes. Estas precauções incluem essencialmente :

1. Higiene das mãos

É reconhecida mundialmente como a chave para a prevenção das doenças invasivas. A sua eficácia foi amplamente demonstrada. O objetivo desta medida é reduzir o risco de infeção limitando a transmissão através das mãos. As mãos contaminadas do pessoal de saúde representam uma fonte potencial de transmissão de agentes patogénicos nos estabelecimentos de saúde. Os doentes podem ser colonizados ou infectados através do contacto com pessoal colonizado. O pessoal pode ser descolonizado se a higiene das mãos for respeitada (Figura 20).

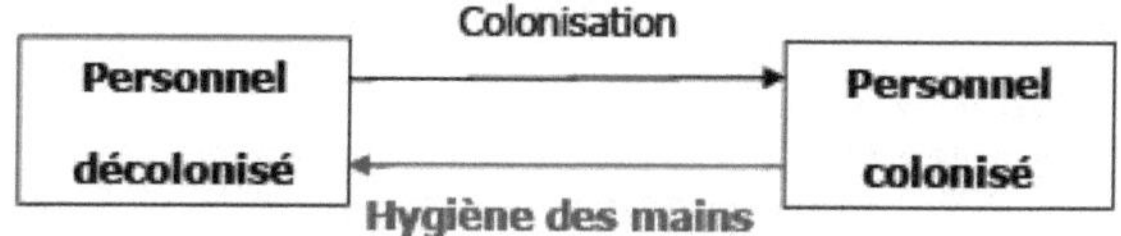

Colonização
Pessoal descolonizado Pessoal colonizado
Higiene das mãos
Figura 20: Diagrama que ilustra a importância da higiene das mãos

Desde 2005, a OMS tomou a iniciativa e tem estado envolvida no desenvolvimento de um programa para promover a higiene das mãos "Clean Care is Safer Care" [83].

Publicou a primeira versão de um conjunto de diretrizes para a higiene das mãos em 2006 e a versão final em 2009, que destacava uma estratégia multimodal para melhorar a prática da higiene das mãos [83].

O empenho do pessoal de saúde na luta contra a transmissão de doenças infecciosas é um fator decisivo para reduzir este risco. Este objetivo pode ser alcançado através da aplicação e do cumprimento de gestos e regras de higiene simples.

A OMS recomenda que o pessoal de saúde lave as mãos frequentemente com água e sabão ou com uma solução hidroalcoólica. Segundo a OMS, existem 5 indicações ou momentos essenciais em que o pessoal deve lavar as mãos durante a prestação de cuidados médicos [84]: (figura 21)

1- Antes do contacto com o doente
2- Antes do procedimento assético (por exemplo, inserção de dispositivos como cateteres)
3- Após o risco de exposição a um fluido biológico
4- Após contacto com o doente
5- Após contacto com o ambiente do doente

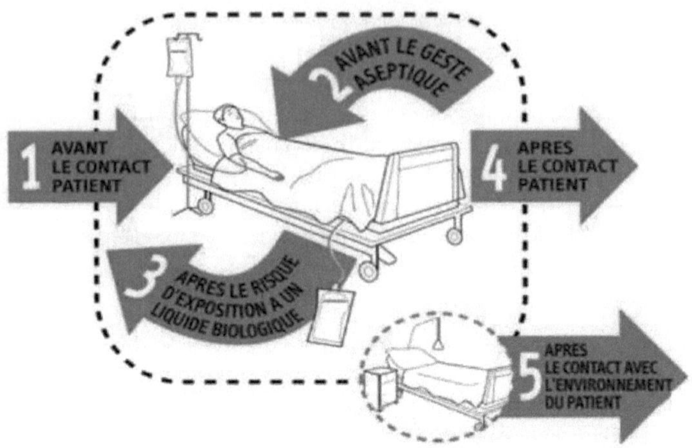

Figura 21: Os 5 momentos-chave da lavagem das mãos recomendados pela OMS

1.1 Tipos de lavagem das mãos

Existem diferentes tipos de lavagem das mãos, que diferem em termos de duração e do ato que se segue (quadro V):

Tabela V. Diferentes tipos de lavagem das mãos

Técnicas	Lavagem simples	Lavagem anti-séptica	Lavagem cirúrgica	Desinfeção
Objectivos	Reduzir o número de microrganismos			
	Remoção de escamas e sujidade			
			Redução da flora residente	
Produto	Sabão líquido suave num distribuidor, não incluindo antissético	Sabão anti-sético de largo espetro em doseador	Produto bactericida	Solução hidroalcoólica
Duração	30 segundos	1 minuto	5 minutos	30 segundos

1.2 Passos simples para lavar as mãos

As etapas da lavagem das mãos são ilustradas da seguinte forma: (Figura 22)

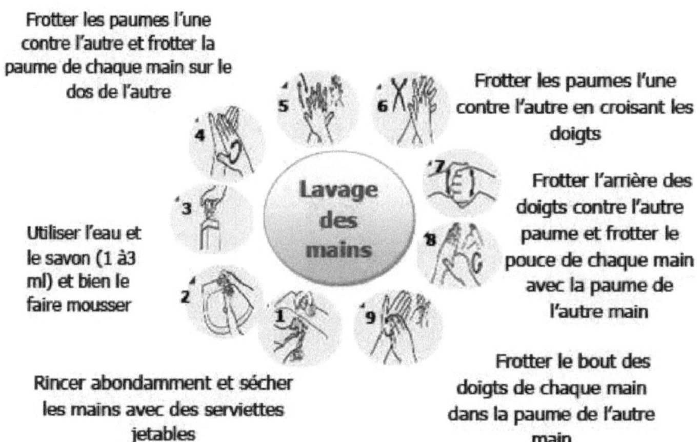

Esfregar as palmas das mãos juntas e a palma de cada mão contra as costas da outra.
Esfregar as palmas das mãos, cruzando os dedos
Esfregar o dorso dos dedos contra a palma da outra mão e esfregar o polegar de cada mão com a palma da outra mão Esfregar as pontas dos dedos de cada mão na palma da outra mão
Utilizar água e sabão (1 a 3 ml) e ensaboar bem.
Enxaguar bem as mãos e secar com toalhas descartáveis

Figura 22. Etapas da lavagem simples das mãos

De acordo com a literatura, foi amplamente demonstrado que as intervenções centradas na promoção e no cumprimento das regras de higiene das mãos são um meio eficaz de limitar a frequência da ocorrência de infecções nosocomiais e os custos adicionais associados. Gagne et al concluíram, após uma análise custo-benefício, que a prática e o cumprimento da higiene das mãos poupavam 688.843 dólares por hospitalização [85].
Pokrywka et al. realizaram uma intervenção em 2014 nos EUA, com o objetivo de reduzir a infeção por *Clostridium Difcie* (CDI) num hospital com 520 camas. Esta intervenção consistiu na distribuição de folhetos educativos, sinais de aviso e toalhetes à base de álcool nos tabuleiros de refeições, e no envolvimento do pessoal para ajudar os doentes a limpar as mãos durante as refeições, o que ajudou a reduzir a taxa de CDI de 10,5 por 10 000 doentes-dia para 7 por 10 000 doentes-dia ao longo de um ano [86].
Outros autores no Canadá estudaram o impacto da sensibilização dos doentes e visitantes para a importância da higiene das mãos, distribuindo brochuras sobre as IACS e limpando as mãos dos doentes com um desinfetante duas vezes por dia. Verificaram uma redução de quase metade na taxa de IACS devidas a *Staphyiococcus resistentes à meticilina* (de 10,6 por 1000 admissões antes da intervenção para 5,2 por 1000 admissões após a intervenção), bem como um aumento de 30% na adesão dos trabalhadores à higiene das mãos (quadro VI) [85].

Quadro VI. Resumo dos diferentes estudos de intervenção sobre a higiene das mãos

Autores	Elementos de	Resultados

	intervenção	
Pokrywka et al [86] (2014)	Educação, sinais de recolha, fornecimento de produtos	A taxa de ICD baixou de 10,5 por 10 000 doentes-dia para 7 por 10 000 doentes-dia.
Gagne et al [85] (2010)	Educação, oferta produto	-A taxa de MRSA diminuiu para metade. -Aumentar o cumprimento da higiene das mãos entre os trabalhadores do sector da saúde.
Ardizzane et al [87] (2013)	Formação para o pessoal de saúde	-Aumento de 27% na proporção global de trabalhadores que ajudam na higiene das mãos
Arntz et al (2016) Jeans et al (2017)	Educação, controlo, lembretes, comentários	-Aumento do cumprimento da higiene das mãos entre o pessoal de saúde: para 46% e 92%, respetivamente

2. Esterilização e desinfeção de equipamentos médicos

2.1 Esterilização

A esterilização é um elemento essencial da luta contra as doenças infecciosas. Permite que os doentes recebam cuidados com equipamento médico e cirúrgico isento de quaisquer microrganismos. Aplica-se a instrumentos médicos e cirúrgicos estáveis ao calor e a roupa de cama.

Existem diferentes métodos de esterilização:

> *Esterilização a vapor*

É considerada a técnica de referência, utilizada para todos os dispositivos médicos termoestáveis.

- Vantagens
- Melhor agente de transferência de calor
- Eficaz contra agentes transmissíveis não convencionais
- Sem resíduos tóxicos
- Baixo custo

> *Esterilização com cal seca*

Esta técnica é efectuada num forno Poupinel. A sua utilização é limitada aos materiais sensíveis ao vapor de água.

O ar é um mau condutor de calor - A carga deve ser corretamente posicionada - Possibilidade de oxidação dos objectos metálicos - Alteração dos instrumentos cortantes - Não esteriliza os têxteis.

> *Esterilização por gás (óxido de etileno e formaldeído)*

> *Esterilização por radiação ionizante*

O melhor método de esterilização para qualquer objeto é aquele que destrói de forma fiável todos os microrganismos e/ou esporos sem danificar o objeto.

2.2 Desinfeção

Trata-se de uma operação momentânea que elimina ou mata os microrganismos e/ou inativa os vírus indesejáveis transportados por meios inertes contaminados. É utilizada para materiais sensíveis ao calor.

Nos hospitais, suspeita-se frequentemente da transmissão de IACS através de equipamento contaminado. Existe um protocolo de desinfeção preciso que descreve o procedimento adequado para cada tipo de dispositivo médico (quadro VII).

Quadro VII. Classificação dos dispositivos médicos e de tratamento necessários.

	Não crítico	Não esterilizáveis críticos e semi-críticos	Esterilizáveis críticos e semi-críticos
	Em contacto com a pele sã: torniquete, pinça Kocher, tabuleiro, tensiómetro. estetoscópio...	Em contacto com a mucosa não invasiva ou com a pele não intacta: máscara, insuflador. endoscópio brônquico e digestivo...	Instrumentos médico-cirúrgicos, endoscópio de articulação, ccel ioscope...
Procedimento	P1	P2	P3
Fase 1	Anelagem pré-desinfeção	Anelagem pré-desinfeção	Anelagem pré-desinfeção
Fase 2	Limpeza Ringage Secagem Manual tomates	Limpeza Ringage Secagem Manual tomates	Limpeza Ringage Secagem Manual"au tomatises
Passo 3	Utilização limpa	Desinfeção por imersão Secagem em anel	Esterilização por autoclavagem
Equipamento	PRÓPRIO	DESINFECTE	ESTÉRIL
	Armazenamento	Armazenamento	Armazenamento
		Utilização imediata ou utilização diferida (após ncc/.vMk? d^sirfecticni	

3. Utilização racional de antibióticos

O controlo da antibioterapia num estabelecimento de saúde exige a implementação de uma política de ATB no hospital com o objetivo de restringir a sua utilização. A antibioterapia profiláctica só é permitida na fase pré-operatória, por um período máximo de 24 horas, e para a prevenção de infecções causadas por anaeróbios formadores de gás em traumatologia.

Φ A utilização correta de ATBs reduz consideravelmente a ocorrência de IACS.

Emine Alp et al propuseram uma estratégia para prevenir o aparecimento de bactérias resistentes em ambientes de cuidados intensivos, baseada em cinco medidas principais [89] :

1. Aplicação de medidas de controlo e prevenção das IACS e isolamento dos doentes infectados para evitar a infeção cruzada.
2. Deteção precoce de infecções com base em estratégias eficazes de vigilância e tratamento das IACS.
3. Utilização racional de ATBs de largo espetro e ATBs profilácticos antes da cirurgia.
4. Formação e educação do pessoal para a utilização correta de agentes antimicrobianos.
5. Implementação de planos de vigilância para a utilização de ATB em conformidade com as diretrizes.

Podem ser adoptadas outras medidas adicionais, como a adaptação das orientações para a prescrição de ATB e a elaboração de relatórios anuais com dados sobre os microrganismos mais prevalecentes nas unidades de saúde.

A Tunísia comprometeu-se a aplicar um plano nacional de combate à propagação de bactérias resistentes para 2019-2023, com quatro objectivos principais [49] :

- Aumentar a sensibilização e a compreensão do problema da resistência antimicrobiana através de uma comunicação, educação e formação eficazes.

- Reforçar os conhecimentos e a base de dados através da vigilância e da investigação.
- Reduzir a incidência de infecções através de medidas eficazes de saneamento, higiene e prevenção de infecções.
- Otimização da utilização de medicamentos antimicrobianos na saúde humana e animal

4. Outras medidas preventivas

4.1 Isolamento

O objetivo das medidas de isolamento é impedir a circulação de germes através da criação de barreiras que impeçam todas as formas de contacto possível entre os doentes e as fontes de colonização [14].

O isolamento combina medidas geográficas e técnicas. Existem 2 tipos de isolamento [90] :

- Isolamento sético: tem por objetivo controlar a propagação de germes de um doente colonizado ou infetado. Implica o isolamento de um doente com uma infeção bacteriana ou viral, ou de um doente colonizado por um germe, que represente um risco para outros doentes ou para o pessoal.

São tomadas precauções aquando da alta para proteger o ambiente e os outros doentes.

- Isolamento de proteção: Por vezes, os doentes precisam de ser isolados devido à sua maior suscetibilidade a infecções. Este tipo de isolamento é utilizado para proteger um doente com elevado risco de infeção (frágil ou imunocomprometido) do ambiente hospitalar, de outros doentes ou mesmo de visitantes.

As precauções são particularmente importantes quando *se entra no* quarto para proteger o doente infetado.

NB: as medidas de isolamento deixam de ser eficazes se as mãos não forem lavadas entre cada tratamento.

Um estudo efectuado em unidades de cuidados intensivos respiratórios demonstrou o papel dos quartos de isolamento na redução das infecções nosocomiais, minimizando o risco de transmissão cruzada [91].

4.2 Formação para o pessoal de cuidados

A formação do pessoal de saúde e a sua sensibilização para a higiene hospitalar é uma parte essencial da prevenção das infecções hospitalares. Esta formação deve ser específica e adaptada às necessidades de cada estabelecimento de saúde. Requer consenso e a motivação e apoio de todo o pessoal hospitalar. A formação e a educação em matéria de higiene são idealmente oferecidas a todos os departamentos do hospital e a todo o pessoal de saúde, com prioridade para os departamentos de alto risco de infeção, como os cuidados intensivos, a cirurgia e a neonatologia [14].

4.3 Vestuário de trabalho

O contacto com o vestuário profissional pode causar contaminação. Os germes que vivem na superfície dos casacos podem, com a acumulação ao longo do tempo de vários tipos de sujidade, encontrar um clima de nutrição favorável ao seu desenvolvimento. Por conseguinte, é essencial evitar a transmissão através do vestuário. O vestuário deve ser adequado à atividade exercida.

- As batas devem ser mudadas diariamente e sempre que se sujarem [92].

- Devem ser usados óculos de proteção e máscaras nos tratamentos de alto risco [93].
- o uso de boné e de sapatos ou botas é por vezes necessário, nomeadamente nos serviços de alto risco [93].

4.4 Utilização de luvas

As luvas devem ser mudadas entre dois doentes ou duas actividades (incluindo para o mesmo doente). Devem ser calçadas imediatamente antes do contacto, dos cuidados ou do tratamento, e retiradas no final dos cuidados e descartadas antes de tocar no ambiente [92,93].

5. Prevenção de infecções por local de infeção

5.1 Bactérias relacionadas com o AVAC

As infecções bacterianas devidas à cateterização vascular representam um risco importante. A taxa de mortalidade é elevada e os sobreviventes só recuperam à custa de um aumento muito significativo do tempo de internamento hospitalar [50].

O custo financeiro dessas infecções é, portanto, considerável [94]. As medidas preventivas destinadas a reduzir este risco, tais como as propostas pelo CDC [94], incluem as seguintes, dependendo da fase do procedimento invasivo:

- Antes e durante a inserção

o Se possível, evitar a veia femoral para a inserção do cateter venoso central.

o Utilizar barreiras de precaução esterilizadas.

o Preparar a pele com Clorexidina.

o Aplicar um penso impregnado com clorexidina.

- Após a inserção

o Dar banho diariamente com clorexidina aos doentes internados em unidades de cuidados intensivos.

o Remover rapidamente cateteres intravasculares não essenciais

5.2 Infecções do trato urinário associadas à cateterização urinária

Para prevenir estas infecções, é melhor :

- Inserir um cateter urinário apenas se necessário
- Posicionar a sonda apenas durante o tempo necessário
- Manter sempre um sistema de drenagem firme e desobstruído abaixo do nível da bexiga.

5.3 Pneumopatias associadas à ventilação mecânica

Uma política de prevenção poderia reduzir a frequência destas infecções, bem como a morbilidade e a mortalidade secundária que lhes estão associadas. É preferível :

- Promover a ventilação não invasiva com pressão positiva.
- Manter os doentes com ventilação mecânica numa posição semi-reclinada em vez de supina.
- Cuidados orais anti-sépticos regulares.

5.4 Infeção do sítio cirúrgico **[95]**

- Remover os pêlos antes da operação apenas se necessário, utilizando máquinas de cortar e não lâminas de barbear.

- Verificar adequadamente os níveis de glucose antes da operação.
- Antibióticos profilácticos pré-operatórios dirigidos aos agentes patogénicos mais comuns, não devendo exceder 24 horas após a operação.
- Tratamento de infecções fora do local da cirurgia antes de uma cirurgia electiva (opcional)

VI. elaboração de um protocolo de inquérito e de um questionário

1. Protocolo do estudo: Estimativa da incidência e abordagem do custo adicional das infecções nosocomiais em ambientes cirúrgicos e de cuidados intensivos no HCN em Tunes.

1.1 Introdução (Justificação do estudo)

As IACS são atualmente uma prioridade de saúde pública a nível mundial. São consideradas como o acontecimento mais indesejável e frequente na prestação de cuidados de saúde, ameaçando a segurança dos doentes em todo o mundo [37].
Representam um importante encargo económico e de saúde, com uma morbilidade e mortalidade consideráveis entre os doentes hospitalizados [8,96,97,98].
Este problema é ainda mais frequente e mais grave nos países em desenvolvimento [2].
No entanto, de acordo com a OMS, foram efectuados poucos estudos e publicações sobre este assunto [99], o que significa que a dimensão do fardo nestes países está subestimada [13].
A Tunísia não foi poupada a este flagelo, com uma prevalência nacional de IACS estimada em 7,7% [12] e superior a 25% nas unidades de cuidados intensivos médicos [13]. De facto, as UCI são consideradas o epicentro e a principal fonte de problemas emergentes de IACS e de resistência antimicrobiana nos hospitais [100]. Este facto deve-se à utilização frequente de procedimentos invasivos e de múltiplas prescrições terapêuticas, bem como à natureza frágil destes doentes [101].
Do mesmo modo, a ISC no contexto cirúrgico representa um grande encargo em termos de morbilidade e mortalidade dos doentes e de custos adicionais [102,103].
De acordo com o último inquérito sobre a prevalência das infecções hospitalares no HCN de Tunes, as UCI médicas de adultos e as unidades de internamento cirúrgico encontram-se entre os sectores de internamento com maior prevalência de infecções, com 30,8% e 12,1%, respetivamente.
No entanto, uma proporção significativa das ISC, e das NI em geral, pode ser evitada através de programas eficazes de vigilância e controlo [102].
De facto, a vigilância epidemiológica é o primeiro passo fundamental para controlar e prevenir estas infecções [14,15].
Os inquéritos de incidência são a norma de ouro para monitorizar as infecções hospitalares. Fornecem uma estimativa precisa e rigorosa do risco de infeção nosocomial nos estabelecimentos de cuidados de saúde [14].
Além disso, as infecções nosocomiais impõem um pesado encargo financeiro aos sistemas de saúde [27]. É, portanto, necessário estudar o impacto económico destas infecções. Isto irá permitir quantificar a escala das despesas e consequente perda financeira para os hospitais. Isto fornecerá provas quantificadas para convencer os decisores da importância de investir em medidas preventivas e na luta contra estas infecções, dados os ganhos consideráveis que podem ser obtidos em troca [34].
Na Tunísia, não existe uma análise precisa e actualizada da situação epidemiológica das infecções nosocomiais, sendo essencialmente escassos os dados relativos à estimativa da incidência e do custo atribuível a estas infecções.
Este tema é pouco estudado, sobretudo em ambientes de cuidados intensivos e

cirúrgicos. Daí a necessidade deste tipo de estudos para orientar e orientar melhor os programas de prevenção das infecções nosocomiais e para melhorar e adaptar as práticas de vigilância e de controlo.

A fim de colmatar a falta de dados e de estudos neste contexto no nosso estabelecimento de saúde (HCN), pretendemos com este estudo :

- Determinação da incidência de INFECÇÕES no ambiente cirúrgico e de cuidados intensivos no HCN de Tunes.
- Estimar o custo médico adicional destas infecções, representado pelo aumento do tempo de internamento e do consumo de antibióticos.

1.2 Metodologia

1.2.1 Tipo de inquérito

Trata-se de um estudo observacional descritivo, do tipo coorte (estudo de incidência) com recolha de dados prospetiva (longitudinal), que se estenderá por 3 meses e será realizado nos serviços de cirurgia geral A e B e no serviço de anestesia e de cuidados intensivos do HCN de Tunes.

1.2.2 População inquirida

- **Critérios de inclusão**

Serão incluídos todos os doentes recentemente admitidos no departamento de inquérito (que serão hospitalizados a partir da meia-noite do dia de início do inquérito) e que sejam saudáveis (sem IN na admissão) e que tenham estado no hospital durante mais de 48 horas (>=48H).

- **Critérios de não-inclusão**

O nosso inquérito não incluirá :

- Antigos doentes do serviço (hospitalizados antes do início do nosso inquérito)
- Doentes transferidos de outro estabelecimento ou serviço DO HCN (infectados ou não).

1.2.3 Instrumento de investigação e dados a recolher

As informações serão recolhidas através de um formulário de questionário para cada paciente.

Esta ficha é composta por duas partes:

> Uma secção comum a todos os doentes que contém: o Informações gerais sobre o doente o Motivo da hospitalização

o Factores de risco intrínsecos :

■ Pontuação de gravidade Mac CABE

■ Antecedentes médicos (diabetes, hipertensão, insuficiência respiratória crónica, tabagismo, álcool, etc.)

■ Terreno: imunodepressão, neoplasia progressiva.

o Factores de risco extrínsecos: Dispositivos e procedimentos invasivos (CVP, CVC, cateter urinário, intubação, ventilação mecânica, sonda gástrica, etc.).

o Variáveis cirúrgicas: via cirúrgica, tipo de cirurgia, natureza da anestesia, pontuação ASA, pontuação NNIS, profilaxia antibiótica.

o Estado infecioso inicial do doente

> Outra secção dedicada aos doentes com uma ou mais infecções: informações sobre a data de diagnóstico da infeção, o local da infeção, as amostras colhidas, o tratamento antibiótico necessário para cada local e os microrganismos envolvidos.

1.2.4 Definição de infecções associadas aos cuidados de saúde

No nosso estudo, adoptaremos a definição de SAI proposta e actualizada pelo CTIINILS em 2007 [18]:

"Diz-se que uma infeção está associada aos cuidados se ocorrer durante ou no final dos cuidados prestados ao doente (diagnósticos, terapêuticos, paliativos, preventivos ou educativos) e se não estava presente nem em incubação no início dos cuidados.

Quando o estado da infeção no início do tratamento não é conhecido com exatidão, é geralmente aceite um período de pelo menos 48 horas ou superior ao período de incubação para definir uma IACS. No entanto, recomenda-se que a plausibilidade da associação entre o tratamento e a infeção seja avaliada em cada caso.

No que diz respeito às infecções do local da cirurgia, as infecções que ocorrem nos 30 dias seguintes à operação ou, se for utilizado um implante, uma prótese ou um dispositivo protésico, no prazo de um ano após a operação, são geralmente consideradas como estando associadas aos cuidados. No entanto, qualquer que seja o prazo, recomenda-se que a plausibilidade da associação entre a operação e a infeção seja avaliada em cada caso, tendo em conta o tipo de germe envolvido...".

Uma IN é uma IACS contraída num estabelecimento de saúde.

No nosso inquérito, vamos centrar-nos em 5 tipos de infeção nosocomial:

- Infecções do trato urinário
- Pneumopatias
- Infecções do sítio cirúrgico
- Bactérias
- Infecções do cateter

No apêndice são apresentadas definições específicas para cada local de infeção.

1.2.5 Organização e realização do estudo (modalidades práticas de recolha de dados)

Os dados serão recolhidos por dois entrevistadores formados.

Está previsto um pré-inquérito de 4 a 5 dias para validar o questionário, detetar eventuais deficiências e formar os investigadores na recolha de dados, a fim de garantir que o próprio inquérito decorra sem problemas.

Os doentes recém-admitidos serão incluídos progressivamente, a partir da data de início do inquérito (a partir da meia-noite).

Um formulário individual normalizado contendo as informações gerais do doente será preenchido sistematicamente para todos os doentes recentemente admitidos no serviço em causa.

Os dados serão então recolhidos ativamente, com investigadores a visitarem diariamente o departamento para detetar quaisquer novos casos de NI.

A nova lista de admissões e a lista actualizada de saídas serão consultadas todos os dias.

As informações relativas às infecções hospitalares serão coligidas a partir dos registos médicos, dos formulários de prescrição médica e dos formulários de monitorização clínica (placards). Podem ser recolhidas informações adicionais através de entrevistas

com o pessoal médico ou paramédico.
A natureza nosocomial da infeção será confirmada pelo médico assistente, tendo em conta as definições específicas para cada local de infeção.
A data de diagnóstico de uma IN será a data de início dos sinais clínicos.
Uma vez identificado que o doente contraiu uma infeção do fígado, será preenchido um segundo formulário com informações específicas sobre essa infeção.
Os dados bacteriológicos para cada local de infeção identificado serão coligidos a partir dos antibiogramas emitidos pelo laboratório de bacteriologia.
O formulário será validado sistematicamente para garantir que está completo.
A recolha de dados será limitada ao período predefinido do inquérito e não será continuada para além desse período, mesmo para os doentes que ainda estejam infectados no final do inquérito.
Os serviços inquiridos serão informados dos objectivos do nosso inquérito e das modalidades práticas da sua realização, bem como do período durante o qual será efectuado. Serão designadas uma ou duas pessoas de referência (diretor, residente) em cada serviço para ajudar os investigadores caso necessitem de informações adicionais e para facilitar as suas tarefas.

1.2.6 Métodos de cálculo dos indicadores

A medição da incidência requer a determinação de um numerador Nt e de um denominador Dt. O índice t refere-se ao período de observação.
Nos cálculos, os períodos de observação são os mesmos para o numerador e o denominador.
No nosso trabalho, utilizaremos 3 indicadores epidemiológicos:

- Impacto cumulativo
- Densidade de incidência (ou taxa de incidência)
- O rácio de exposição a dispositivos médicos (REDM)

Calcularemos o IC e o DI global (para todos os locais infecciosos combinados) e o DI específico (de acordo com o local da infeção, o procedimento invasivo, etc.).

⇨ Cálculo da incidência da NI

> Impacto cumulativo
Esta é uma proporção que mede o risco. É calculada dividindo o número de novos casos de IN identificados durante o período de estudo pelo número de pacientes em risco de contrair uma IN durante o mesmo período.
- Mundial
Podemos calcular o IC global :
- de doentes infectados

o no numerador: o número de pacientes com pelo menos uma infeção o no denominador: o número de pacientes monitorizados (em risco)
- infecções

o no numerador: todas as infecções recolhidas (todos os locais combinados) o no denominador: o número de pacientes monitorizados (em risco)
IC global de NI para toda a população do estudo :

$$= \frac{\substack{\text{nombre de nouveaux cas d'IN (tous sites confondus)} \\ \text{durant la periode d'étude}}}{\substack{\text{nombre total de patients exposées au risque d'IN(hospitalisés} \geq \text{48H)} \\ \text{durant la même periode}}} X\ 100$$

$$\frac{\substack{\text{número de novos casos de doenças infecciosas (todos os locais combinados)} \\ \text{durante o período de estudo}}}{\substack{\text{número total de doentes em risco de DI (hospitalizados durante > 48 horas)} \\ \text{durante o mesmo período}}}$$

Exemplo: IC de novas infecções (ou doentes infectados) por 100 doentes hospitalizados.

- Especial

Para um determinado local de infeção e uma subpopulação exposta ao risco de infeção nesse local específico (exposta a um determinado dispositivo invasivo), calcularemos o IC específico:

IC específica para um determinado local infecioso:

$$= \frac{\substack{\text{nombre de nouveaux cas d'infections pour ce site infectieux} \\ \text{chez les patients exposés durant une periode donnée}}}{\substack{\text{nombre de patients exposés au risque de ce type d'infections} \\ \text{durant la meme periode}}} X\ 100$$

número de novos casos de infeção para este foco infecioso
em doentes expostos durante um determinado período
número de doentes expostos ao risco deste tipo de infeção
durante o mesmo período

Exemplos:

IC de infecções do local da cirurgia por 100 pacientes cirúrgicos.

IC de infecções do trato urinário por 100 pacientes com cateter.

IC de infecções pulmonares por 100 doentes Ventiladores/intubos.

> Densidade de incidência DI

É calculada dividindo o número de novos casos de doentes infectados que ocorrem durante um determinado período pelo tempo total em que os doentes estiveram expostos ao risco durante esse mesmo período.

O período de tempo durante o qual um doente está exposto ao risco é avaliado da seguinte forma:

- Para doentes não infectados:

Duração total da exposição até :

- Alta: ou seja, o tempo de permanência na enfermaria (ou o fim da exposição ao risco no caso de uma infeção específica).
- Morte
- Ou no final do período de observação.

- Para doentes infectados:

Duração da exposição anterior à primeira infeção (data que separa a data de diagnóstico da infeção e a data de admissão no serviço).

A unidade de tempo escolhida pode ser o dia, a semana ou o mês.

> Global

DI geral da NI para toda a população do estudo

$$= \frac{\substack{\text{nombredenouveauxcasd'IN(ayanteuunouplusieursépisodesinfectieux)} \\ \text{toussitesconfondusdurantlaperiodded'étude}}}{\substack{\text{lasommedesduréesd'expositionsdetouslespatients} \\ \text{(infectésetnoninfectés) (enjours)}}} X\,100$$

número de novos casos de infeção (com um ou mais episódios de infeção)
todos os sítios confundidos durante o período de estudo
a duração da exposição de todos os doentes
(infectados e não infectados) (em dias)

Exemplo: DI de doentes infectados por 100 dias de hospitalização.

> Especificidades

Há duas formas de pensar sobre a identificação específica:

- Por local de infeção

ID específica para um determinado local infecioso :

$$= \frac{\substack{\text{nombre de nouveaux cas d'infections par site d'infection} \\ \text{pendant une periode donnée}}}{\substack{\text{la somme des duréesd'expositions au risque d'infection de ce site} \\ \text{de tous les patients(infectés et non infectés) (en jours)}}} X\,100$$

número de novos casos de infeção por local de infeção
durante um determinado período

a soma das durações de exposição ao risco de infeção para este local
de todos os doentes (infectados e não infectados) (em dias)

Note-se que :

s O período de exposição dos doentes infectados corresponde ao período de exposição até ao desenvolvimento deste tipo de infeção.

- Por procedimento invasivo

Para um determinado procedimento invasivo (CVC, ventilação mecânica/intubação, cateterização urinária, etc.), calcularemos o ID específico por DM:

> IU no inquérito vesical :

DI de infecções do trato urinário na cateterização da bexiga

$$= \frac{\substack{\text{Nombre de nouveaux cas d'IU sur sonde vésicale} \\ \text{durant une période donnée}}}{\substack{\text{Somme des durées d'expositions de tous les patients (infectés et noninfectés)} \\ \text{ayant été sondé vésicalement (enjours)}}} X\,100$$

Número de novos casos de ITU envolvendo cateteres vesicais
durante um determinado período

Soma dos tempos de exposição de todos os doentes (infectados e não infectados)
que foram objeto de cateterização (dias)

Exemplo: DI de infecções do trato urinário por 100 dias de cateterização.

Pneumonia em ventilação mecânica (VM)/intubação :

DI de infecções respiratórias na ventilação mecânica/intubação

$$= \frac{\substack{\text{Nombre de nouveaux cas de pneumonie sur ventilation mécanique ou intubation} \\ \text{durant une période donnée}}}{\substack{\text{Somme des duréesd'expositions de tous les patients (infectés et non infectés)} \\ \text{ayant été ventilés mécaniquement ou intubés (enjours)}}} X\,100$$

Número de novos casos de pneumonia após ventilação mecânica ou entubação durante um determinado período

Soma dos tempos de exposição de todos os doentes (infectados e não infectados) que tenham sido ventilados mecanicamente ou entubados (dias)

Exemplo: DI de pneumonia em 100 dias de ventilação mecânica.

<u>> Bactérias da cateterização venosa central:</u>

DI de bactérias em HVAC

$$= \frac{\text{Nombre de nouveaux cas de bactériémie sur CVC durant une période donnée}}{\text{Somme des durées d'expositions de tous les patients (infectés et non infectés) ayant eu un CVC (en jours)}} X\ 100$$

Número de novos casos de bacteriemia do CVC
durante um determinado período

Soma dos tempos de exposição de todos os doentes (infectados e não infectados) que tiveram um CVC (em dias)

Exemplo: DI de bactérias ao longo de 100 dias de CVC.

Note-se que :

s A duração da exposição dos doentes infectados corresponde à duração da exposição ao DM em estudo até ao desenvolvimento deste tipo de infeção.

A duração da exposição dos doentes não infectados por este tipo de infeção (incluindo os que foram infectados por outros tipos de infeção) é igual à duração total da exposição ao DM em estudo.

O rácio de exposição a dispositivos médicos (MDER)

O REDM mostra, para um determinado departamento, a proporção de dias de internamento durante os quais os doentes estiveram expostos a um determinado DM.

O método utilizado para calcular este rácio é o seguinte:

$$\frac{\text{La somme des journées d'exposition à un DM (cathétérisme, sondage vésical ...)}}{\text{Somme des durées de séjour des patients exposés à ce DM}} X\ 100$$

A soma dos dias de exposição a um DM
(cateterismo, cateterização da bexiga, etc.)
Soma dos tempos de internamento dos doentes expostos
a esta DM

Exemplo: Rácio de exposição a um cateter venoso central nos cuidados intensivos.

▪=> Cálculo do custo médico da NI

Para avaliar o custo da NI, vamos analisar os custos médicos diretos. Será apresentado por :

- despesas relacionadas com a duração do internamento hospitalar, que serão determinadas através da comparação da duração do internamento de um grupo de doentes infectados (casos) com outro grupo de doentes não infectados (controlos).
- bem como as despesas ligadas ao consumo de ATB exigidas por estas infecções.

Para estimar este custo adicional, calculamos o:

> Custo global do prolongamento da duração da estadia

O cálculo do custo adicional, ligado à duração adicional da estadia, basear-se-á no preço unitário de um dia de hospitalização, que é fixado de forma fixa pelo estabelecimento de saúde. Para estimar este custo, pensaremos em termos de doentes infectados e não em termos de episódios ou de focos infecciosos, a fim de simplificar o cálculo.

Custo global do prolongamento da duração da estadia

Número de doentes infectados *mediana da duração adicional do internamento *custo unitário (por doente e por dia de hospitalização)

custo unitário (por doente e por dia de hospitalização)

Custo médio por doente infetado por dia

Custo global do prolongamento do tempo de internamento

número de doentes infectados

> Custos globais relacionados com a utilização de ATB exigidos pela IN

Consiste em calcular o custo suplementar do tratamento antibiótico necessário para a infeção. Para o efeito, utilizaremos os dados da farmácia interna da HCN para nos fornecer os preços unitários de 1 grama de cada molécula, tendo em conta as vias de administração.

Calcularemos dois tipos de indicadores:

Custo médio da utilização de ATB por doente infetado :

1. Para cada doente infetado, calcularemos o custo adicional associado à utilização de ATBs, caso a caso, utilizando a seguinte fórmula:

Para cada molécula de ATB consumida por um determinado doente infetado :

Dose diária da molécula ATB * Duração do consumo (em dias)* Preço unitário da molécula (em g/ml)

2. Em seguida, somar todos os custos dos ATB necessários para cada doente
3. Em seguida, somam-se todos os doentes infectados para obter o custo global do consumo de ATB pelos doentes infectados durante o período de observação do nosso estudo.
4. Dividir este custo global pelo número de doentes infectados para obter o custo médio da utilização de ATBs por doente infetado.

Custo médio da utilização de ATB específicas para cada tipo de foco infecioso:

Vamos calcular este custo específico para os dois sítios infecciosos mais frequentes.

1. Para cada doente com a infeção em estudo, calcularemos o custo adicional do consumo de TBA necessário para este tipo de infeção, utilizando a fórmula acima indicada.
2. Em seguida, soma-se o custo de todos os episódios infecciosos deste tipo de infeção para obter o custo global do consumo de ATBs necessário para este tipo de infeção.
3. Dividir este custo global pelo número total de episódios infecciosos registados para este tipo de infeção para obter o custo médio da utilização de BAT específicas para este local infecioso.

1.2.7 Gestão dos dados e análise estatística

1.2.7.1 Instrumentos de gestão

Os dados serão introduzidos, tabulados e analisados utilizando o software estatístico IBM SPSS versão 23.0.

1.2.7.2 Plano de análise estatística

> Secção descritiva

Descrição da população estudada nos serviços inquiridos :

Repartição dos doentes por: sexo, grupo etário, cobertura da segurança social, factores de risco extrínsecos e intrínsecos, estado inicial da infeção ....

> Parte analítica

A. Incidência da NI

IC de doentes infectados:

- Mundial
- Especial

DI de doentes infectados

- Mundial
- Especial

B. Factores de risco para a NI

A variável a explicar (dependente) será a ocorrência de infeção nosocomial e as variáveis explicativas serão todos os factores de risco (intrínsecos e extrínsecos) recolhidos.

Duas variáveis qualitativas serão comparadas utilizando o teste do Qui-quadrado ou o teste exato de Fisher. Para as variáveis quantitativas, utilizaremos o teste T de Student ou o teste U de Mann Whitney.

Iremos utilizar :

- Na primeira fase: uma análise univariada (binária) para estudar a associação entre cada fator de risco separado e a ocorrência de NI. Em seguida, em função dos resultados desta primeira fase, seleccionaremos todos os factores de risco que se revelarem significativamente associados à ocorrência de IN, tolerando um limiar de significância até 0,25. A força da associação entre os factores de risco e a ocorrência de infeção será medida pelo risco relativo (RR) bruto e respetivo intervalo de confiança a 95%.
- Em segundo lugar, todos estes factores serão introduzidos num modelo de regressão logística multivariada, a fim de eliminar todos os possíveis factores de confusão com um nível de significância fixo de 0,05. Os RR ajustados serão então calculados, juntamente com os seus intervalos de confiança a 95%.

C. Custo adicional estimado da NI

- Custos adicionais associados ao prolongamento da duração da estadia
- Custo adicional do consumo de TBA

1.2.8 Considerações éticas

O protocolo do inquérito será submetido ao Comité de Ética da HCN para aprovação antes de o inquérito poder ser realizado no terreno.

A informação e o consentimento informado de cada paciente elegível serão assegurados antes de serem incluídos no nosso inquérito.

2. Questionário para um inquérito sobre a incidência de infecções associadas aos cuidados de saúde no Hospital Charles Nicolle em Tunes

Informações gerais

- Nome e apelido do investigador :
- Nome completo do doente :
- Serviço de internamento: cirurgia A ☐ cirurgia B ☐ cuidados médicos intensivos ☐

- Unidade de internamento: internamento ☐ cuidados intensivos ☐
- Número do doente:
- Data de admissão no hospital: |_| |_|/|_| |_|/|_|_| |_|
- Data de admissão no serviço: : |_| |_| |/|_|_| |/|_|_|_|_|_|
- Número de camas: Quarto n .º :
- Sexo: Feminino ☐ Masculino ☐
- Idade (em anos) :
- Cobertura da segurança social: indigente ☐ CNAM ☐ Payant ☐
- Transferência de um doente de um serviço para outro: sim ☐ **não^**
- Transferência de um doente de um hospital para outro: sim!
- Motivo da hospitalização :

Determinantes intrínsecos

- Pontuação de gravidade Mac CABE: (na admissão) :

0: sem doença ou doença não fatal ☐

1 doença fatal nos últimos 5 anos ☐

2 doença rapidamente fatal no espaço de um ano ☐

3 :**desconhecido^**

- Diabetes : sim ☐ não ☐

  Em caso afirmativo: Tipo: tipo I ☐ tipo II ☐

- HTA : ou ☐ não ☐
- Insuficiência respiratória crónica: (por exemplo, DPOC) sim ☐ não ☐
- Fumar : sim ☐ não ☐
- *Imunodepressão : sim ☐ não ☐
- Neoplasia progressiva : sim ☐ não ☐
- Álcool : sim ☐ não ☐
- Trauma : sim ☐ não ☐

Factores extrínsecos

Dispositivos e procedimentos invasivos

- Cateter urinário: sim ☐ não ☐

Data de inserção: |_|_|/|_|/|_| | |_|_| Data de remoção: |_|_|/|_| | | |

Tempo total de inserção: |_|_| | **dias**

- Cateter vascular periférico: sim ☐ não ☐

Data de inserção: |_| / |_| / |_| | |_|_| Data de remoção: |_| / |_| / |_|_| Tempo total de inserção: |_|_| | **dias**

- Cateter vascular central: sim ☐ não ☐

Data de inserção: : |_|_| / |_| / |_| |_|_| Data de remoção: |_|_| / |_| / |_|_|

Tempo total de inserção: |_|_| | **dias**

- Intubação: sim ☐ não ☐

Data de inserção : |_|_| / |_| / |_| | |_|_| Data de remoção :

|_|_| / |_| / |_| | | Tempo total de inserção : |_|_| | **dias**

- Ventilação mecânica: sim ☐ não ☐

Data de inserção : |_|_| / |_| / |_| | |_|_| Data de remoção :

|_|_| / |_| / |_|_| | |_|_| |

Tempo total de inserção: |_| |_| dias

- Sonda gástrica: sim ☐ não ☐

Data de inserção : |_|_| / |_| / |_| | |_|_| Data de remoção :

|_|_| / |_| / |_|_| | |_|_| |

Tempo total de inserção: |_| |_| dias

- Alimentação dos pais: sim □não □

Data de inserção :

Data de remoção: |_| |_|/|_| |_|/|_| |_| |_| Tempo total de inserção: |_| |_| dias

- Endoscopia: sim □não □

Em caso afirmativo, digitar

Data da ação: |_| |_|/|_| |_|/|_| |_| |_| |_|

- Drenagem: sim □não □

Data de inserção :|_| |_|/|_| |_|/|_| |_| |_| |_| Data de remoção :|_| |_|/|_| |_|/|_| |_| |_| Tempo total de inserção :|_| |_| dias

- Diálise peritoneal: sim □ não □

Data da ação: |_| |_|/|_| |_|/|_| |_| |_| |_|

- Fisioterapia: sim □ não □

Data da ação: |_| |_|/|_| |_|/|_| |_| |_| |_|

- Traqueotomia: sim □ não □

Data da ação: |_| |_|/|_| |_|/|_| |_| |_| |_|

O número de dispositivos e procedimentos invasivos: | _ | | | | |

<u>Intervenção cirúrgica</u>

<u>Nos últimos 30 dias</u>

- Cirurgia :

sim ☐ não ☐

Se sim:

data de funcionamento L|L|/L|L|/L|L|

-Localização:

Serviço de cirurgia do HCN ☐ outro ☐

Antecedentes :

emergência ☐ programada ☐

-Tratamento cirúrgico :

Laparoscópica ☐ laparatómica ☐

Outro ☐

ESPECIFICAR:

-Tipo de cirurgia :

limpo □ limpo contaminado □

Contaminado □ sujo □

-Tempo de cirurgia (minutos) :

Durante a sua atual estadia no hospital

- Cirurgia :

sim □ não □

Em caso afirmativo :

-Data **de funcionamento**: LILI/LILI/LILILI

Localização:

Departamento de cirurgia do HCN □ outro □

Antecedentes :

emergência □ programada □

- Duração do internamento hospitalar antes da operação :

I_II_I

jo urs

-Tratamento cirúrgico :

Laparoscópica □ laparatómica □

Outro □

ESPECIFICAR:

-Tipo de cirurgia :

limpar □ limpo contaminado □

Contaminado □ Sujo □

-Tempo de cirurgia (minutos) :

-cirurgia: simples □ complicada □

-tipo de **anestesia :**

Anestesia geral □ raquianestesia □

Locoregionale □ local □

Se for geral: intubação: sim □ não^

Profilaxia antibiótica: sim □ não □ Se sim:

Pré-operatório^ Indução da anestesia □

Durante a operação □ Pós-operatório □

Número de moléculas :

Especificar:

moléculas	duração	Número de doses
1)	>=24h <24h	
2)	>=24h <24h	
3)	>=24h <24h	

*Pontuação AASA: 1 □ **20 30**

*Pontuação NNIS: 1 □ **20 30**

Estado infecioso inicial do doente

-Está infetado à entrada na enfermaria? sim ☐ não ☐

Em caso afirmativo: tipo de infeção: - Comunitária **0**

- Infeção contraída noutro estabelecimento/departamento ou noutro departamento da mesmo estabelecimento ☐

-Se a infeção tiver sido contactada a partir de outro estabelecimento/departamento: local da infeção :

- Presença de um germe: sim **0** não **0**

Em caso afirmativo: antibiótico administrado :

O doente foi infetado durante a hospitalização atual?

sim **0** não **0**

Se não: data de lançamento: |_|_|/|_|_||/|_|_|_|_|_|||

Em caso afirmativo :

reFicha NIC (V)

- Data de início do diagnóstico de IACS: 1_11_1/1_11_1/1_11_1
- Tipo de infeção :

o pneumonia ☐se sim :

Foi intubado antes da infeção? sim ☐ não ☐

o infeção do local da cirurgia ☐ se sim: - superficial (ferida cirúrgica) ☐

-deep (órgão/espaço) ☐

o bacteremia ☐se sim :

foi efectuada uma cateterização central antes da infeção? sim ☐ não ☐

o infeção do trato urinário ☐ se sim :

foi colocado um cateter na bexiga antes da infeção? sim ☐ não ☐

o infeção do cateter ☐ em caso afirmativo: -localizada ☐

-septicémico ☐

Local da infeção		Dispositivos invasivos
Infeção do trato urinário	E	Cateter urinário colocado nos 7 dias anteriores à infeção: **sim^** não ☐
Pneumonia	E	Ventilação mecânica e/ou intubação durante as 48 horas anteriores à infeção: sim ☐ não ☐
Bactérias	E	Cateter venoso central colocado nas 48 horas anteriores à infeção: sim ☐ não ☐

- Colheita de amostras bacteriológicas : sim ☐ não ☐

Em caso afirmativo :

Tipo de amostra	Data	Resultado	Micro-orgasmos

-Sangue ☐ -Urinário ☐ -Respiratório ☐ -Ferida ☐ - outros ☐		Positivo ☐ Negativo ☐	

Anti-infecciosos: sim ☐ não ☐

Em caso afirmativo :

- O número total: |__| |__|

Tipo de moléculas	Data de início	Dosagem	Duração	Tipo de tratamento	Via de administração
1/				Empírico ☐ Targete ☐	IM □IV ☐ Oral ☐ Subcutânea ☐
2/				Empírico ☐ Targete ☐	IM □IV ☐ Oral ☐ Subcutâneo ☐
3/				Empírico ☐ Targete ☐	IM □IV ☐ Oral ☐
					Subcutâneo ☐
4/				Empírico ☐ Targete ☐	IM □IV ☐ Oral ☐ Subcutâneo ☐
5/				Empírico ☐ Targete ☐	IM □IV ☐ Oral ☐ Subcutâneo ☐
6/				Empírico ☐ Targete ☐	IM □IV ☐ Oral ☐ Subcutânea ☐

O doente recebeu tratamento com ATB antes do início da infeção? ou O **não^.**

Em caso afirmativo :

Data de início	Dosagem	Duração	Via de administração	Indicação

			IM □IV ☐ Oral ☐ Subcutâneo ☐	Curativo ☐ Antibioprofilático^
			IM □IV ☐ Oral ☐ Subcutâneo^	Curativo ☐ Antibioprofilático ☐

- O número total de IAS: |_| |_|

Disposições relativas à alta:

o Decide ☐

o Sair com tratamento^ em caso afirmativo: que tratamentos :

Moléculas	Dosagem	Duração	Via de administração
1/			IM □IV ☐ Oral ☐ Subcutâneo^
2/			IM □IV ☐ Oral ☐ Subcutâneo^
3/			IM □IV ☐ Oral ☐ Subcutâneo^

o Partida sem tratamento ☐

o Transfere: ☐ o Outro: ☐ Especificar:

Diagnóstico principal :

Tempo total de hospitalização (em dias) :

Período de aquisição das NIC: /_//_/ dias

Data de lançamento: /_//_|//_//_/_|//_///_/_/_//

VII. Conclusões e recomendações

As IACS constituem um importante problema de saúde pública a nível mundial. São responsáveis por uma carga bastante elevada de morbilidade e mortalidade, com um custo económico considerável em termos de tratamento.

A taxa destas infecções é um indicador importante da qualidade e segurança dos cuidados.

Face a este flagelo, a prevenção continua a ser a arma mais eficaz, actuando sobre a parte evitável destas infecções.

Embora os estudos realizados sobre este tema sejam limitados no nosso país, podemos concluir que se trata de um problema grave, em constante aumento e que exige a implementação de uma estratégia nacional eficaz de combate a estas infecções.

Um quadro adequado para esta luta é o comité de controlo das infecções nosocomiais (CLIN), que deve ser criado em cada estabelecimento de saúde. Deve ser constituída por uma equipa multidisciplinar (clínicos, microbiologistas, infecciologistas, epidemiologistas, higienistas, farmacêuticos, pessoal paramédico e responsáveis administrativos). Reúne-se pelo menos 3 vezes por ano. O seu papel consiste em organizar, planear e liderar a luta contra as IACS nos estabelecimentos de saúde, trabalhando em estreita colaboração com os decisores. Este comité deve estar associado a uma equipa operacional de higiene hospitalar (EOHH) responsável pela execução do programa de ação de luta contra as IACS.

É essencial criar um sistema de vigilância e um programa de formação interna para o pessoal de saúde em cada estabelecimento de saúde sobre a prevenção do risco de infeção. O pessoal de enfermagem é um elo fundamental na transmissão das infecções nosocomiais. Assim, a luta contra as IACS pode ser eficaz com gestos simples, nomeadamente no que diz respeito ao respeito das regras de assepsia e de higiene das mãos, que se revelaram eficazes para reduzir significativamente o risco de infeção nos hospitais. Neste contexto, a OMS tomou a iniciativa de lançar, em 2005, o programa "Cuidados limpos são cuidados mais seguros", com o objetivo de reduzir a incidência das IACS.

Para além do cumprimento das regras de higiene e assepsia, a compreensão da epidemiologia subjacente à resistência aos antibióticos é um passo vital e crucial para a formulação de intervenções destinadas a controlar o seu aparecimento e transmissão nos seres humanos. A prescrição racional de antibióticos é a única forma de limitar a transmissão de bactérias multirresistentes (MRB).

A Tunísia implementou recentemente um plano nacional para combater o aparecimento de BMRs (2019-2023), que inclui recomendações.

Não existe um programa nacional de luta contra as IACS, nem um quadro regulamentar na Tunísia. Existe um vazio jurídico no que respeita à obrigação de comunicar as IAS. O desenvolvimento de um quadro regulamentar seria essencial não só para a implementação, mas também para o correto funcionamento do sistema de notificação, a fim de melhorar a prevenção das IACS. Atualmente, existem apenas recomendações e circulares simples relacionadas com as actividades de higiene hospitalar e o saneamento do ambiente hospitalar e peri-hospitalar.

Por conseguinte, é necessário introduzir uma lei que torne obrigatória a organização da luta contra as IACS em todos os estabelecimentos de saúde, públicos ou privados.

A Lei n.º 92-71, de 27 de julho de 1992, relativa às doenças transmissíveis, também

precisa de ser revista, devendo as IACS ser acrescentadas à lista de doenças de notificação obrigatória anexa à lei.
A vigilância das IACS deve agora fazer parte das actividades dos estabelecimentos de saúde, que são obrigados a criá-la, uma vez que fornecerá dados epidemiológicos de elevada qualidade.
Por último, o controlo, a monitorização e a responsabilização das práticas de higiene devem ser efectuados regularmente para reduzir a ocorrência de IACS no ambiente hospitalar.
Em conclusão, um programa eficaz de luta contra as IACS deve incluir :
- formação do pessoal de cuidados
- pessoal
- equipamento: nomeadamente a disponibilização de pontos de água e de equipamento adequado em quantidade suficiente
- elaborar, publicar, aplicar e supervisionar os protocolos de cuidados e de higiene e controlar as infecções nosocomiais, incluindo o feedback.

Estas recomendações só podem ser eficazes e eficientes se houver um amplo consenso na organização dos cuidados e um forte apoio do pessoal.

Referências

[1] C. A. Umscheid, M. D. Mitchell, J. A. Doshi, R. Agarwal, K. Williams, e P. J. Brennan, "Estimating the proportion of healthcare-associated infections that are reasonably preventable and the related mortality and costs", *Infect Control HospEpidemiol*, vol. 32, *n.º* 2, pp. 101-114, *Feb.* 2011, pp. 1086/657912. 32, no. 2, pp. 101-114, Fev. 2011, doi: 10.1086/657912.
[2] Allegranzi B, BagheriNejad S, Combescure C, Graafmans W, Attar H, Donaldson L, et al. Burden of endemic health-care-associated infection in developing countries: systematic review and meta-analysis. Lancet Lond Engl. 2011;377(9761):228-41. DOI: 10.1016/S0140- 6736(10)61458-4.
[3] Murni IK, Duke T, Kinney S, Daley AJ, Soenarto Y. Reduzir as infecções hospitalares e melhorar a utilização racional de antibióticos num país em desenvolvimento: um estudo de eficácia. ArchDis Child. 2015;100(5):454-9. DOI: 10.1136/archdischild-2014-307297.
[4] Arefian H, Hagel S, Heublein S, Rissner F, Scherag A, Brunkhorst FM, et al. Tempo extra de permanência e custos devido a infecções associadas aos cuidados de saúde num hospital universitário alemão.Am J Infect Control. 2016. https://doi.org/10.1016/j.ajic.2015.09.005
[5] CDC. Relatório nacional e estadual sobre o progresso das infecções associadas aos cuidados de saúde. 2016. Disponível em: http://www.cdc.gov/HAI/pdfs/progress-report/hai-progress- report.pdf).
[6] ECDC. Avaliações económicas de intervenções para prevenir infecções associadas aos cuidados de saúde: revisão da literatura. Estocolmo: ECDC. 2017.
[7] Pittet D, Allegranzi B, Boyce J. As Diretrizes da Organização Mundial de Saúde sobre Higiene das Mãos nos Cuidados de Saúde e as suas recomendações consensuais. Infect Control HospEpidemiol. 2009)https://doi.org/10.1086/600379
[8] E. O. Irek, A. A. Amupitan, T. O. Obadare, e A. O. °Aboderin, "A systematic review of healthcare-associated infections in Africa: An an antimicrobial resistance perspective," *Afr J Lab Med*, vol. 7, n 2, Dec. 2018, doi: 10.4102/ajlm.v7i2.796.
[9] OMS | Porquê um desafio mundial em matéria de infecções hospitalares ,*OMS*. Disponível em https://www.who.int/gpsc/background/fr/ (consultado em 13 de julho de 2020.
[10] ZikriaSaleem et al. Inquéritos de prevalência pontual de infecções associadas aos cuidados de saúde: uma revisão sistemática .2019;113(4);191-205. Disponível em https://www.ncbi.nlm.nih.gov/pmc/articles/PMC6758614/ (consultado em 13 de julho de 2020).
[11] Annabi Attia T, Dhidah L, Hamza R, Kibech M, Lepoutre-Toulemon A. Premiere enquete nationale tunisienne de prevalence de l'infection nosocomiale: principaux resultats. Tunis Med. 2007;15:144-149.
[12] Hajer LETAIEF ep MRAD. Etude de la prevalence et des facteurs de risque des infections nosocomiales en Tunisie:Resultats de l'enquete nationale 2012 [thesis]; 2017,215.
[13] A. *Jamoussiet al.*, "The prevalence of healthcare-associated infection in medical intensive care units in Tunisia. °Results of the multi-centre nosorea1 study", *Tunis Med*, vol. 96, n 10-11, pp. 731-736, Nov. 2018.
[14] 100 recomendações para a vigilância e prevenção de infecções nosocomiais .86.

available a :
https://webcache.googleusercontent.com/search?q=cache:pP4QrNef71cJ:https://solidarites-sante.gouv.fr/IMG/pdf/100_recommendations.pdf+&cd=1&hl=en&ct=clnk&gl=tn (consultado em 14 de julho de 2020).

[15] Talaat M, El-Shokry M, El-Kholy J, et al. Vigilância nacional das infecções associadas aos cuidados de saúde no Egito: desenvolvimento de um programa sustentável num país com recursos limitados. Am J Infect Control. 2016;44(11):1296-1301.

[16] O. *Ezziet al*, Percepções de um sistema de notificação de infecções associadas aos cuidados de saúde num hospital universitário tunisino , *Sante Publque,* vol. Vol. 29, No. 1, pp. 115-123, março de 2017, Acedido em: 14 de julho de 2020. [Online]. Disponível em: https://www.cairn.info/revue-sante-publjque-2017-1-page-115.htm.

[17] IPSE. Melhorar a segurança dos doentes na Europa - Relatório de execução técnica 2005-2008 . novembro de 2008. Disponível em : https:// ecdc.europa.eu/sites/portal/files/media/en/ healthtopics/Healthcare-infecções_associadas/ HAI-Net/Documents/healthcare-associatedinfections-IPSE-Technical-Report.pdf

[18] Reilly J, Stewart S, Allardice G, et al. Evidence-based infection control planning based on national healthcare-associated infection prevalence data. Infect Control HospEpidemiol. 2009;30(2):187-189.

[19] Vigilância das infecções nosocomiais: H. Sax e D. PittetRev Med Suisse 2000; volume -4. 20467

[20]Zingg W, Huttner BD, Sax H, et al. Avaliar o peso das infecções associadas aos cuidados de saúde através de estudos de prevalência: qual é o melhor método? 1.Infect Control HospEpidemiol. 2014

[21] Zarb P, Coignard B, Griskeviciene J, et al. Inquérito piloto de prevalência pontual do Centro Europeu de Prevenção e Controlo das Doenças (ECDC) sobre infecções associadas aos cuidados de saúde e utilização de antimicrobianos. Euro Surveill. 2012

[22] Kepenekli E, Soysal A, Yalindag-Ozturk N, et al. Um inquérito nacional de prevalência pontual de infecções adquiridas em unidades de cuidados intensivos pediátricos e associadas aos cuidados de saúde na Turquia. Jpn J Infect Dis. 2015

[23] Gastmeier P, Sohr D, Rath A, et al. Investigações de prevalência repetida em infecções nosocomiais para vigilância contínua. J Hosp Infect 2000

[24] Glenister H. Sensibilidade e especificidade dos métodos de vigilância. BaillieresClin Infect Dis. 1996

[25] Geffers C, Baerwolff S, Schwab F, et al. Incidência de infecções associadas aos cuidados de saúde em recém-nascidos de alto risco: resultados do sistema de vigilância alemão para bebés de muito baixo peso à nascença. J Hosp Infect. 2008

[26] J. M. Leoncio, V. F. de Almeida, R. A. P. Ferrari, J. D. Capobiango, G. Kerbauy e M. T. G. M. Tacla, "Impacto das infecções associadas à assistência à saúde nos custos de hospitalização de crianças", *Rev Esc Enferm USP,* vol. 53, p. e03486, agosto de 2019, doi: 10.1590/S1980-220X2018016303486.

[27] Angelis G, Murthy A, Beyersmann J, Harbarth S. Estimating the impact ofhealthcare-associated infections on length of stay and costs. Clin

MicrobiolInfect2010;16:1729-35.
[28] hayetKammoun.infection associe aux soins definitions:hygiene hospitaliere et lute contre les infections associes aux soins.2009.p.5-9.
[29] S. Selwyn, "SIR JOHN PRINGLE: HOSPITAL REFORMER, MORAL PHILOSOPHER AND PIONEER OF ANTISEPTICS", *Med. Hist.* vol. °10, n 3, p. 266-274, julho de 1966, doi: 10.1017/S0025727300011133.
[30] Semmelweis IF. A etiologia, o conceito e a profilaxia da febre puerperal. Pest, CA Hartleben'sVerlag-Expedition, 1861.
[31] Celine LF. A vida e a obra de Philippe Ignace Semmelweis. Estes para o doutoramento em medicina, 1936
[32] E. Ellenberg, L'infection nosocomiale : relire l'histoire et penser au présent , Sante Publique, vol. Vol. 17, no 3, p. 471-474, 2005, Acedido em: 17 de julho de 2020. [Online]. Disponível em: https://www.cairn.info/revue-sante-publique-2005-3- page-471.htm
[33] Comité Editorial Pedagógico da UVMaF. Hygiene hospitaliere.2011 [online]. Disponívela : http://campus.cerimes.fr/maieutique/UE-sante-publique/hygiene hospitaliere/site/html/1.html?fbclid=IwAR35EPV5ycgZEVbwETzJuUTh1cuxIETBCfw9zdhscqt81QbR9jTcer3FaHQ#:~:text=De acordo com%20a%20comissão%C3%A9%20dos%20ministros,cuida%20que%20a
[34] "Ministere de la sante, de la jeunesse et des sports. Comite technique des infections nosocomiales et des infections liees aux soins". https://webcache.googleusercontent.com/search?q=cache:bQN3WDkBGFsJ:https ://solidarites- sante.gouv.fr/IMG/pdf/rapport_vcourte.pdf+&cd=1&hl=en&ct=clnk&gl=tn (consultado em 16 de julho de 2020).
[35] Daniau Come, Leon Lucie, Berger-Carbonne Anne. Enquete nationale de prevalence des infections nosocomiales et des traitements anti-infectieux en etablissements de sante, mai-juin 2017.2019, p. 270.
[36] "OMS - Promover a utilização racional dos medicamentos poupa vidas e dinheiro , *OMS*. https://www.who.int/mediacentre/news/notes/2004/np9/fr/ (consultado em 13 de julho de 2020).
[37] "Antibiotic resistance". https://www.who.int/fr/news-room/fact-sheets/detail/antibiotic-resistance (consultado em 13 de julho de 2020).
[38] S. Ali *et al*, "Infeção associada aos cuidados de saúde e respectivos factores de risco entre os doentes internados num hospital terciário na Etiópia: estudo longitudinal", *Antmicrob. Resist. Infect. Control*, vol. 7, no. 1, p. 2, Dec. 2018, doi: 10.1186/s13756-017-0298-5.
[39] P. Rattanaumpawan e V. Thamlikitkul, "Epidemiology and economic impact of health care-associated infections and cost-effectiveness of infection control measures at a Thai university hospital", *Am. J. Infect. Control*, vol. °45, n 2, pp. 145-150, Fev. 2017, doi: 10.1016/j.ajic.2016.07.018.
[40] D. N. Pestourie, Microorganisms responsible for IAS , p. 23. disponível em: https://www.cpias-nouvelle-aquitaine.fr/wp-content/uploads/2017/11/1-micro-organisme-ias.pdf
[41] R. Hamza, "EPIDEMIOLOGIE DES INFECTIONS ASSOCIEES AUX SOINS

HEALTHCARE ASSOCIATED INFECTIONS EPIDEMIOLOGY", p. 4, 2010.
[42] "Infecções nosocomiais", *Inserm - La science pour la sante.* https://www.inserm.fr/information-en-sante/dossiers-information/infections-nosocomiales (consultado em 13 de julho de 2020).
[43] A. Chatterjee *et al*, "Quantifying drivers of antibiotic resistance in humans: a systematic review", *Lancet Infect. Dis*, vol. °18, n 12, pp. e368-e378, Dec. 2018, doi: 10.1016/S1473-3099(18)30296-2.
[44] O'Neill J. Tackling drug-resistant infections globally: final report and recommendations the review on antimicrobial resistance [Combater globalmente as infecções resistentes aos medicamentos: relatório final e recomendações da revisão sobre a resistência antimicrobiana]. Londres: Wellcome Trust; 2016)
[45] H. Ridha, K. Hayet, e D. Mahmoud, "le risque infectieu en milieu de soin", p. 158.
[46] Relatório científico do Dia Mundial dos Direitos do Consumidor de 2016 "Alimentos sem BTA" ou "Sobre a utilização de BTA". p. 26, 2016.
[47] S. Carle, "Antibiotic resistance: a public health issue", vol. 42, p. 16, 2010.
[48] A. S. Ouedraogo, H. Jean Pierre, A. L. Banuls, R. Ouedraogo, e S. Godreuil, "Emergência e propagação da resistência aos antibióticos na África Ocidental: factores contribuintes e avaliação da ameaça," *Medecine Sante Trop,* vol. 27, no. 2, pp. 147-154, maio de 2017, doi: 10.1684/mst.2017.0678.
[49] "L'Antibio-Resistance en Tunisie LART Données 2012- 2013 -2014". https://webcache.googleusercontent.com/search?q=cache:q4TX3iQKEZIJ:https://www.infectiologie.org.tn/pdf_ppt_docs/resistance/1544636296.pdf+&cd=2&hl=fr&ct=clnk&gl=tn (consultado em 18 de julho de 2020).
[50] MOKHTAR Lamia. Incidence de l'infection nosocomiale et approche de son coût : Resultats d'une etude prospective dans un service de chirurgie generale [thesis]; 1998,96 .
[51] "Relatório do Consórcio Internacional de Controle de Infeção Nosocomial, resumo de dados de 50 países para 2010-2015: Módulo associado a dispositivos - ScienceDirect". https://www.sciencedirect.com/science/article/abs/pii/S0196655316308057?casa_token=OG4VKKosuxsAAAAA:yUvfn_2GVNPnY825Qe43vZJcfw3lFq2olYuBqPLfB7KMNtitK6IXi2LUURiF_HJw63iRuvWglG-zA (acessado em 14 de julho de 2020).
[52] S. Iordanou, N. Middleton, E. Papathanassoglou, e V. Raftopoulos, "Surveillance of device associated infections and mortality in a major intensive care unit in the Republic of Cyprus", BMC Infect. Dis, vol. 17, no. 1, p. 607, Dez. 2017, doi: 10.1186/s12879-017-2704-2.
[53] Vigilância de infecções nosocomiais em cuidados intensivos para adultos. Reseau rea- raisin, França, resultados 2012. Saintmaurice: institut de veille sanitaire. 2013. 38p.
[54] Stone PW, Braccia D, Larson E. Revisão sistemática das análises económicas das infecções associadas aos cuidados de saúde. American Journal of Infection Control. 2005;33:501-509. PubMed | Google.
[55] Brun-Buisson C, Bonmarchand G, Carlet J, Chastre J, Durocher A, Fagon JY, et al. Risques et maitrise des infections nosocomiales enreanimation : texte d'orientation SRLF/SFAR. Reanimação 2005;14:463-71.
[56] V. D. Rosenthal et al, "Six-year multicenter study on short-term peripheral venous catheters-related bloodstream infection rates in 727 intensive care units of 268 hospitals

in 141 cities of 42 countries of Africa, the Americas, Eastern Mediterranean, Europe, South East Asia, and Western Pacific Regions: International Nosocomial Infection Control Consortium (INICC) findings", Infect.
Control Hosp Epidemiol, vol. 41, no. 5, pp. 553-563, maio de 2020, doi: 10.1017/ice.2020.20.
[57] V. D. Rosenthal et al, "Six-year multicenter study on short-term peripheral venous catheters-related bloodstream infection rates in 246 intensive units of 83 hospitals in 52 cities of 14 countries of Middle East: Bahrain, Egypt, Iran, Jordan, Kingdom of Saudi Arabia, Kuwait, Lebanon, Morocco, Pakistan, Palestine, Sudan, Tunisia, Turkey, and United Arab Emirates-International Nosocomial Infection Control Consortium (INICC) findings," J. Infect. Public Health, p. S1876034120304135, Abr. 2020, doi: 10.1016/j.jiph.2020.03.012.
[58] "Report on the Burden of Endemic Health Care-Associated Infection Worldwide Clean Care is Safer Care". https://webcache.googleusercontent.com/search?q=cache:f-6FKBmQDmgJ:https://apps.who.int/iris/bitstream/handle/10665/80135/97892415 01507_eng.pdf%3Fsequence%3D1+&cd=2&hl=en&ct=clnk&gl=tn (consultado em 14 de julho de 2020).
[59] A. Dramowski, A. Whitelaw, e M. F. Cotton, "Burden, spectrum, and impact of healthcare-associated infection at a South African children's hospital," J. Hosp. Infect. vol. 94, no. 4, pp. 364-372, Dec. 2016, doi: 10.1016/j.jhin.2016.08.022.
[60] N. Madani, V. D. Rosenthal, T. Dendane, K. Abidi, A. Zeggwagh e R. Abouqal, "Taxas de infecções associadas aos cuidados de saúde, duração do internamento e resistência bacteriana numa unidade de cuidados intensivos de Marrocos: Conclusões do Consórcio Internacional de Controlo de Infecções Nosocomiais (INICC)", Int. Arch. Med, vol. 2, no 1, p. 29, 2009, doi: 10.1186/1755-7682-2-29.
[61] I. Chouchene et al, "Incidência de infecções associadas a dispositivos médicos numa unidade de cuidados intensivos tunisina", Sante Publique, vol. 27, no. 1, p. 69, 2015, doi: 10.3917/spub.151.0069.
[62] M. Hedfi, H. Khouni, Y. Massoudi, C. Abdelhedi, K. Sassi, e A. Chouchen, " epidemiologie des infections nosocomiales: a propos de 70 cas epidemiology of nosocomial infections: about 70 cases ", Tunis. Med, vol. 94, p. 6, 2016.
[63] L. Merzougui et al, "Nosocomial infections in the resuscitation setting: annual incidence and clinical aspects in the Service de Reanimation Polyvalente, Kairouan, Tunisia, 2014", Pan Afr. Med. J., vol. 30, 2018, doi: 10.11604/pamj.2018.30.143.13824.
64] Kallel H, Dammak H, Bahloul M, Ksibi H, Chelly H, Ben HamidaC et al. Risk factors and outcomes of intensive care unitacquired infections in a tunisian icu. Med sci Med Sci Monit 2010; 16(8):PH69-75.Google Scholar,
[65] Moreno CA, Rosenthal VD, Olarte N, Gomez WV, Sussmann O,Agudelo JG, et al. Device-Associated Infection Rate and Mortality in Intensive Care Units of 9 Colombian Hospitals: Findings of the International Nosocomial Infection Control Consortium. Infect Control Hosp Epidemiol. 2006;27(4):349-56.
[66] Relatório do Sistema Nacional de Vigilância das Infecções Nosocomiais (NNIS), resumo dos dados de janeiro de 1992 a junho de 2004, publicado em outubro de 2004. Am J Infect Control. 2004;32:470-85.
[67] Hela Ghali et al. Incidência de eventos adversos associados ao cateter venoso

periférico em um departamento de cardiologia, Tunísia | Cairn.info ". https://www.cairn.info/revue-sante-publique-2018-5-page-663.htm (consultado em 14 de julho de 2020).

[68] Ogeer-Gylis JS. Nosocomial infections and antimicrobial resistance in critical care medicine (Infecções nosocomiais e resistência antimicrobiana em medicina intensiva). J Vet Emerg Crit Care. 2006;16:1-18.

[69] Lolom I, Deblangy C, Capelle A, Guerinot W, Bouvet E, Barry B, et al. Impact d'un programme prolonge d'amelioration continue de laqualite sur le risque infectieux lie aux catheters veineux peripheriques. Presse Med. 2009;38(1):34- 42.

[70] "Incidência e fatores de risco para infeção do sítio cirúrgico após cesariana em uma maternidade tunisiana | Cairn.info". https://www.cairn.info/revue-sante-publique-2018-3-page-339.htm (consultado em 14 de julho de 2020).

[71] Yokoe DS, Christiansen CL, Johnson R, Sands KE, Livingston J, Shtatland ES, *et al.* Epidemiology of and surveillance for postpartum infections (Epidemiologia e vigilância das infecções pós-parto). Emerg Infect Dis. 2001;7(5):837-41.

[72] Nyamogoba H, Obala A. Nosocomial infections in developing countries: cost effective control and prevention (Infecções nosocomiais nos países em desenvolvimento: controlo e prevenção rentáveis). East Afr Med J. 2002;79(8):435-41

[73] A. Laberge et al, Prevention of surgical site infections: summary document. 2014.

[74] Organização Mundial de Saúde. A OMS recomenda 29 formas de travar as infecções cirúrgicas e evitar as superbactérias. Disponível em: <http://www.who.int/mediacentre/news/releases/2016/recommendations- surgical-infections/en/ >.

[75] D. Rondeau e S. Bertezene, "Regards croises sur les infections nosocomiales: de la responsabilisation juridique a revaluation des couts", *Droit, Deontoiogie & Soin,* vol. 13, no. 3, pp. 296-309, Sept. 2013, doi: 10.1016/j.ddes.2013.07.002

[76] Netgen, "INFECTIONS NOSOCOMIALES: REALITE ET IMPACT", *Revue Medicaie Suisse.* https://www.revmed.ch/RMS/2000/RMS-2298/20465 (consultado em 22 de maio de 2020.

[77] R. W. Haley, D. R. Schaberg, S. D. Von Allmen, and J. E. McGowan, "Estimating the Extra Charges and Prolongation of Hospitalization Due to Nosocomial Infections: A Comparison of Methods", *Journai of Infectious Diseases,* vol. °141, n 2, pp. 248-257, Fev. 1980, doi: 10.1093/infdis/141.2.248.

[78] J. E. McGowan, "Cost and Benefit in Control of Nosocomial Infection: Methods for Analysis", *Rev Infect Dis,* vol. °3, n 4, pp. 790-797, julho de 1981, doi: 10.1093/clinids/3.4.790.

[79] P. Rattanaumpawan e V. Thamlikitkul, "Epidemiologia e impacto económico das infecções associadas aos cuidados de saúde e custo-eficácia das medidas de controlo de infecções num hospital universitário tailandês", *American Journai of Infection Controi,* vol. °45, n 2, pp. 145-150, Fev. 2017, doi: 10.1016/j.ajic.2016.07.018.

[80] S. Karagiannidou, T. Zaoutis, N. Maniadakis, V. Papaevangelou, e G. Kourlaba, "Attributable length of stay and cost for pediatric and neonatal central line- associated bloodstream infections in Greece," *Journai of Infection and Pubiic Heaith,* vol. °12, n 3, pp. 372-379, maio de 2019, doi: 10.1016/j.jiph.2018.12.004.

[81] "72-12.pdf". Acedido em: 15 de julho de 2020. [Online]. Disponível em:

http://scolarite.fmp-usmba.ac.ma/cdim/mediatheque/e_theses/72-12.pdf.
[82] "Evaluation du cout des infections nosocomiales dans le service de reanimation medicale du CHU de Tizi Ouzou". https://webcache.googleusercontent.com/search?q=cache:Ar7GFyeezisJ:https://dl.ummto.dz/bitstream/handle/ummto/9994/evaluation_cout_infections_nosocomiales_lydia_brahimi.pdf%3Fsequence%3D1%26isAllowed%3Dy+&cd=2&hl=fr&ct=clnk&gl=tn (consultado em 15 de julho de 2020).
[83] T. Vermeil, A. Peters, C. Kilpatrick, D. Pires, B. Allegranzi, e D. Pittet, "Higiene das mãos nos hospitais: anatomia de uma revolução", *J. Hosp. Infect.* vol. °101, n 4, pp. 383-392, Abr 2019, doi: 10.1016/j.jhin.2018.09.003.
[84] Organização Mundial de Saúde. Diretrizes da OMS sobre a higiene das mãos nos cuidados de saúde. (2009).
[85] Gagne D, Bedard G, Maziade PJ. Desinfeção sistemática das mãos dos doentes: impacto nas taxas de infeção por Staphylococcus aureus resistente à meticilina num hospital comunitário. JHospInfect 2010;75:269-272.
[86] Pokrywka M, Feigel J, Douglas B, et al. A bundle strategy including patient hand hygiene to decrease Clostridium difficile infections. Medsurg Nurs 2014;23.
[87] Ardizzone LL, Smolowitz J, Kline N, Thom B, Larson EL. Práticas de higiene das mãos do paciente em pacientes cirúrgicos. Am J Infect Control 2013;41:487e491.
[88] H.-J. Seo, K.-Y. Sohng, S. O. Chang, S. K. Chaung, J. S. Won e M.-J. Choi, "Intervenções para melhorar a conformidade da higiene das mãos nos departamentos de emergência: uma revisão sistemática", Journal of Hospital Infection, vol. 102, no. 4, pp. 394-406, agosto de 2019, doi: 10.1016/j.jhin.2019.03.013.
[89] E. Alp e N. Damani, "Healthcare-associated infections in Intensive Care Units: epidemiology and infection control in low-to-middle income countries", *J. Infect. Dev.* °*Ctries.* vol. 9, n 10, pp. 1040-1045, Out. 2015, doi: 10.3855/jidc.6832.
[90] E. Bouvet e G. Brucker, "L'isolement en pratique hospitaliere*", *Medecine Mal. Infect*, vol. °28, n 5, Suplemento 1, p. 485-491, junho de 1998, doi: 10.1016/S0399-077X(98)71005-4.
[91] (Ucgun I, Dagli C, Kiremitci A, Yildirim H, Ak G, Aslan S. Efeitos dos quartos de isolamento na prevalência de pneumonia adquirida no hospital numa UCI respiratória. Eur Rev Med Pharmacol Sci. 2013;17(Suppl 1):2-8.).
[92] Bernard Grynfogel,dir. Vigilância e prevenção das infecções associadas aos cuidados de saúde.2010.
[93] "Transmission-Based Precautions | Basics | Infection Control | CDC", fev. 06, 2020. https://www.cdc.gov/infectioncontrol/basics/transmission-based-precautions.html (consultado em 15 de julho de 2020).
[94] V. °Hsu e F. Hospital, "Prevention of Health Care-Associated Infections", *Health Care (Don **Mils**)*, vol. 90, n 6, p. 6, 2014.
[95] A. Laberge *et al*, *Prevention of surgical site infections: summary document.* 2014.
[96] Stone PW, Braccia D, Larson E. Revisão sistemática das análises económicas das infecções associadas aos cuidados de saúde. Am J Infect Control.2005;33(9):501-509.
[97] Burke JP. Controlo de infecções - um problema para a segurança dos doentes. N Engl J Med. 2003;348(7):651.
[98] Manoukian S, Stewart S, Dancer S, et al. Estimar o excesso de tempo de

permanência devido a infecções associadas aos cuidados de saúde: uma revisão sistemática e meta-análise da metodologia estatística. J Hosp Infect. 2018;100:222-235.
[99] Organização WH. Relatório sobre o peso da infeção endémica associada aos cuidados de saúde a nível mundial. 2011.)
[100] Centro Europeu de Prevenção e Controlo das Doenças (ECDC). Vigilância europeia das infecções associadas aos cuidados de saúde nas unidades de cuidados intensivos. Protocolo ECDC HAIICU V1.01 Standard and Light. Estocolmo: ECDC, 2010.
[101] Vincent JL, Bihari DJ, Suter PM et al. The prevalence of nosocomial infection in intensive care units in Europe. Resultados do estudo European Prevalence of Infection in Intensive Care (EPIC). Comité Consultivo Internacional do EPIC. Jama. 1995;274(8):639-44.
[102] Organização Mundial de Saúde (OMS). Diretrizes globais para a prevenção da infeção cirúrgica. Genebra: OMS, 2016 [103] Rigby K, Clark RB, Runciman WB. Eventos adversos nos cuidados de saúde: definição de prioridades com base na avaliação económica. J Qual Clin Practic 1999; 19: 7-1.

Apêndices

Pontuação ASA (American Society of Anesthesiologists): É uma pontuação utilizada em anestesia para avaliar o estado geral de saúde dos pacientes [1] (Tabela 1).

Tabela 1. Classificação da pontuação ASA

Classificação ASA	Definição	Exemplos
ASA 1	Doente em bom estado de saúde	Não fumadores, não consumidores de álcool,...
ASA 2	Doente com doença sistémica ligeira, sem limitações funcionais importantes	Fumadores actuais, obesidade controlada...
ASA 3	Doentes com doença sistémica grave e limitações funcionais significativas	Hepatite ativa, bebé prematuro.
ASA 4	Doente com uma doença sistémica grave com risco de vida	Disfunção valvular grave, sépsis...
ASA 5	Um doente moribundo que não deveria sobreviver sem cirurgia	-Traumatismo maciço , disfunção de múltiplos órgãos ...
ASA 6	Doente com morte cerebral declarada cujos órgãos são retirados para doação.	

Escore de Altemeier: um escore útil para classificar os procedimentos cirúrgicos de acordo com o risco de contaminação e infeção pós-operatória, dividido em 4 classes [2] :

1. Cirurgia limpa: Sem abertura de vísceras ocas e sem noção de contaminação.
2. Cirurgia limpa e contaminada: Abertura de vísceras ocas com contaminação mínima, violação mínima da assepsia.
3. Cirurgia contaminada: Contaminação do conteúdo intestinal Trato urogenital ou biliar com bílis ou urina infectadas Ferida traumática com menos de 4 horas
4. Cirurgia suja: inflamação bacteriana aguda sem pus

Corpo estranho, vísceras perfuradas, presença de pus ...

Pontuação NNIS (National Nosocomial Infection Surveillance): É utilizada para definir quatro categorias de doentes de acordo com o seu risco de contrair uma infeção do local da cirurgia (ISC) e é calculada a partir de três variáveis [3]. (Tabela 2).

Tabela 2. Métodos de cálculo da pontuação NNIS

Variável	Classe de contaminação		Pontuação ASA		Duração da ação	
Valor	1 ou 2	3 ou 4	1 ou 2	3, 4, 5 ou 6	<P75	>P75
Ponto	0	1	0	1	0	1
Pontuação NNIS	Soma de	O número de pontos para cada variável varia de 0 a 3.				

P75: Percentil 75 da distribuição dos dados de intervenção para o procedimento cirúrgico em causa

Pontuação de gravidade Mac CABE [4] :

Este índice de gravidade é preenchido pelo correspondente médico do serviço, que deve descrever a situação do doente no dia do inquérito, exceto se o doente tiver uma IACS. Neste caso, o índice deve ter em conta o estado do doente antes da IACS.

- Sem doença ou doença não mortal: MC 0
- Doença fatal num prazo de 5 anos: MC 1
- doença rapidamente fatal no prazo de um ano: MC 2 :
- desconhecido : MC 3

Imunodepressão :

Tratamento que reduz a resistência à infeção: terapia imunossupressora, quimioterapia, radioterapia, terapia com corticosteróides >30 dias, terapia recente com corticosteróides em doses elevadas (>5 mg/kg de Prednisolona >5 dias) [107].

[3] Doença progressiva: hemopatia, cancro metastático, VIH+ com CD4 <500/mm

Neoplasia progressiva [4]:

- Doença maligna (tumor sólido ou hemopatia) em tratamento (por exemplo, quimioterapia, radioterapia ou cirurgia atual ou futura)
- Processo neoplásico ativo com abstenção terapêutica (por exemplo, leucemia linfocítica crónica, leucemia mieloide crónica, linfomas malignos de baixo grau);
- Cancro metastático
- Cuidados paliativos

Os diferentes tipos de infeção e os seus critérios de diagnóstico [5] :

INFECÇÃO DO LOCAL DA CIRURGIA

A infeção incisional superficial (SSI-S) ocorre no prazo de 30 dias após a operação e a infeção envolve apenas a pele e o tecido subcutâneo da incisão e pelo menos um dos seguintes sintomas:

- Drenagem purulenta, com ou sem confirmação laboratorial, a partir da incisão superficial.
- Organismos isolados a partir de uma cultura de fluidos ou tecidos obtida assepticamente a partir da incisão superficial.
- Pelo menos um dos seguintes sinais ou sintomas de infeção: dor ou sensibilidade, inchaço local, vermelhidão ou calor e a incisão superficial é deliberadamente aberta pelo cirurgião, a menos que a incisão seja negativa para cultura.

Diagnóstico de ISS incisional superficial por um cirurgião ou médico assistente

Uma infeção incisional profunda (SSI-D) ocorre no prazo de 30 dias após a cirurgia, se não for deixado nenhum implante no local, ou no prazo de um ano, se o implante estiver colocado e a infeção parecer estar relacionada com a cirurgia e a infeção envolver tecidos moles profundos (por exemplo, fáscia, músculo) da incisão e pelo menos uma das seguintes situações

- Drenagem purulenta da incisão profunda, mas não do componente órgão/espaço do local da cirurgia.
- Uma incisão profunda abre-se espontaneamente ou é deliberadamente aberta por um cirurgião quando o doente apresenta pelo menos um dos seguintes sinais ou sintomas: febre (> 38°C), dor ou sensibilidade localizada, exceto se a incisão tiver cultura negativa.
- Se for detectado um abcesso ou qualquer outro sinal de infeção que envolva a incisão profunda, por exame direto, durante a repetição da operação ou por exame histopatológico ou radiológico.

Diagnóstico de uma SSI incisional profunda por um cirurgião ou médico assistente.

PNEUMONIA

Duas ou mais radiografias ou tomografias computorizadas do tórax em série com uma imagem sugestiva de pneumonia, no caso de doentes com doença cardíaca ou pulmonar subjacente, e pelo menos uma das seguintes situações (nos doentes sem doença cardíaca ou pulmonar subjacente, é suficiente uma radiografia ou uma tomografia computorizada do tórax definitiva):

- febre > 38°C sem outra causa;

- leucopenia (<4000 UFC/mm3) ou leucocitose (> 12 000 UFC/mm3); e pelo menos uma das seguintes situações (ou pelo menos duas, se se tratar apenas de pneumonia clínica = PN 4 e PN 5)
- novo aparecimento de expetoração purulenta ou alteração das caraterísticas da expetoração (cor, odor, quantidade, consistência);
- tosse, dispneia ou taquipneia;
- auscultação sugestiva (estertores ou ruídos respiratórios brônquicos), roncos, pieira;
- agravamento das trocas gasosas (por exemplo, dessaturação de O2 ou aumento das necessidades de oxigénio ou da necessidade de ventilação); e dependendo do método de diagnóstico utilizado:

a) Teste de diagnóstico bacteriológico efectuado por:

- Cultura quantitativa positiva a partir de uma amostra do trato respiratório inferior (TRB), o menos contaminado:
- lavagem broncoalveolar (BAL) com um limiar > 104 UFC * / ml ou > 5% das células obtidas por BAL contêm bactérias intracelulares no exame microscópico direto (classificado na categoria de diagnóstico BAL);
- ^{3}escova protegida com um limiar > 10 CFU / ml;
- ^{3}Aspiração distal protegida (PDA) com um limiar > 10 CFU / ml.
- Cultura quantitativa positiva a partir de uma amostra possivelmente contaminada (VRI):
- ^{6}Cultura quantitativa de uma amostra de IRV (por exemplo, aspirado endotraqueal) com um limiar de 10 CFU/ml

b) Métodos alternativos de microbiologia :

- cultura de sangue positiva não relacionada com outra fonte de infeção;
- Crescimento positivo na cultura do líquido pleural;
- abcesso pleural ou pulmonar com aspiração com agulha positiva;
- o exame histológico dos pulmões revelou sinais de pneumonia;
- testes positivos para a pneumonia causada por vírus ou germes específicos (Legionella spp., Aspergillus spp., Mycobacteria, mycoplasma, Pneumocystis carinii):
- deteção positiva de antigénio ou anticorpos virais a partir de secreções respiratórias (por exemplo, EIA, FAMA, teste do frasco de concha, PCR);
- exame direto positivo ou cultura positiva de secreções ou tecidos brônquicos;
- seroconversão (por exemplo, vírus da gripe, Legionella spp., Chlamydia spp.);
- deteção de antigénio na urina (Legionella spp.).

<u>INFECÇÃO DO TRACTO URINÁRIO</u>

- O doente apresenta pelo menos um dos seguintes sinais e sintomas sem qualquer outra causa reconhecida: febre (> 38°C), urgência, frequência, disúria ou sensibilidade suprapúbica.
- ^{5}o doente tem uma cultura de urina positiva, ou seja, > 10 microrganismos por ml de urina com não mais de duas espécies de microrganismos.

<u>BACTERIEMIA</u>

- Uma cultura de sangue positiva para um agente patogénico reconhecido

ou - o doente apresenta pelo menos um dos seguintes sinais ou sintomas: febre (> 38°C), arrepios ou hipotensão

e

- duas hemoculturas positivas para um contaminante cutâneo comum (a partir de duas amostras de sangue separadas, normalmente num prazo de 48 horas).

Contaminantes da pele = estafilococos coagulase negativos (incluindo S. epidermidis), Micrococcus spp, Propioni bacteriumacnes, Bacillus spp, Corynebacterium spp.

Fontes de infeção do sangue:

- Relacionado com o cateter: o mesmo microrganismo foi cultivado a partir do cateter em que os sintomas melhoram nas 48 horas seguintes à remoção do cateter (C-PVC: cateter periférico, C-CVC: cateter vascular central).
- Secundária a outra infeção: o mesmo microrganismo foi isolado de outro local de infeção, ou existem fortes indícios clínicos de que a infeção sanguínea foi secundária a outro local de infeção, a um procedimento de diagnóstico invasivo ou a um corpo estranho:

- pulmonar;
- infeção do trato urinário
- infeção do trato digestivo
- infeção do local da cirurgia;
- pele e tecidos moles
- Outros (por exemplo, meningite, osteomielite, etc.)
- As infecções primárias da corrente sanguínea incluem a bacteriemia relacionada com o cateter e a bacteriemia de origem desconhecida.

Uma infeção da corrente sanguínea associada ao CVC, de acordo com as definições do CDC / NHSN (diferente da bacteriemia relacionada com o CVC), é uma bacteriemia primária com a utilização de um cateter vascular central (mesmo intermitente) nas 48 horas anteriores ao início da infeção: por conseguinte, a presença do dispositivo relevante (cateter vascular central / periférico) nas 48 horas anteriores ao início da infeção é recolhida mesmo na ausência de confirmação microbiológica.

<u>INFECÇÃO RELACIONADA COM O CATETER</u>

	HVAC	CVP
CRI1 (infeção local)	(sem hemocultura positiva) • Cultura quantitativa de CVC > 10^3 UFC / ml ou cultura semi-quantitativa de CVC > 15 UFC e • pus / inflamação no local de inserção ou no túnel.	(sem hemocultura positiva) - Cultura quantitativa de PVC > 10^3 UFC / ml ou cultura semi-quantitativa de PVC > 15 UFC e - pus / inflamação no local de inserção ou no túnel
CRI2 (infeção geral)	(sem hemocultura positiva) • ^{3}Cultura quantitativa de CVC > 10 UFC / ml ou cultura semi-quantitativa de CVC > 15 UFC e • os sinais clínicos melhoram nas 48 horas seguintes à remoção do cateter.	(sem hemocultura positiva) - Cultura quantitativa de PVC > 10^3 UFC/ml ou cultura semi-quantitativa de PVC > 15 UFC e - os sinais clínicos melhoram nas 48 horas seguintes à remoção do cateter.
CRI3 (infeção do circulação sanguínea)	- Bactérias que ocorram 48 horas antes ou depois da remoção do cateter e cultura positiva com o mesmo microrganismo: - cultura quantitativa de CVC > 10^3 UFC / ml ou cultura semi-quantitativa de CVC > 15 CFU; - rácio quantitativo da hemocultura amostra de sangue CVC/amostra de sangue periférico >	Bactérias ocorrendo 48 horas antes ou depois da remoção do cateter e cultura positiva com o mesmo microrganismo: - cultura quantitativa de PVC > 10^3 UFC / ml ou cultura semi-quantitativa de PVC > 15 UFC; - cultura positiva com o mesmo microrganismo do pus do local de

	5 (3); - atraso diferencial na positividade das hemoculturas: hemoculturaCVC positivo duas horas ou mais antes da cultura de sangue periférico (amostras de sangue colhidas ao mesmo tempo); - cultura positiva com o mesmo microrganismo utilizando pus do local de inserção.	inserção.

Comentários:

- CVC = cateter vascular central; PVC = cateter vascular periférico.
- A colonização do cateter vascular central não deve ser registada.
- Uma CRI3 (-CVC ou -PVC) é também uma infeção da corrente sanguínea com a fonte C-CVC ou C-PVC, respetivamente; no entanto, quando é comunicada uma CRI3, a BSI não deve ser comunicada no inquérito de prevalência pontual; a BSI relacionada com o cateter confirmado microbiologicamente deve ser comunicada como uma CRI3.

[1] "ASA Physical Status Classification System | American Society of Anesthesiologists (ASA)". https://www.asahq.org/standards-and- guidelines/asa-physical-status-classification-system (acedido em 15 de julho de 2020.

[2] "Rede ISO-Raisin Protocolo de vigilância das infecções do local da cirurgia nacionalAnnee2010 ". https://webcache.googleusercontent.com/search?q=cache:7eeyVz1dUuEJ:https://www.santepubliquefrance.fr/content/download/143236/2123976+&cd=1&hl=en&ct=clnk&gl=tn (consultado em 15 de julho de 2020).

[3] SPF, "Enquete nacional de prevalência 2012 das infecções nosocomiais e dos tratamentos anti-infecciosos nos estabelecimentos de saúde. maio-junho de 2012. Protocole-guide de l'enqueteur". /maladies-and-traumatismes/infections- associées-aux-soins-et-resistance-aux-antibiotiques/infections-associees-aux- soins/enquete-nationale-de-prevalence-2012-des-infections-nosocomiales-et- des-traitements-anti-infectieux-en-etablissements-de-sante.-mai-... (consultado em 15 de julho de 2020.

[4] Centro Europeu de Prevenção e Controlo das Doenças, Point prevalence survey of healthcare-associated infections and antimicrobial use in European acute care hospitals: protocol version 4.3, full-scale survey and codebook. Estocolmo: ECDC, 2012.

[5] "Ministério da Saúde, da Juventude e dos Desportos. Comité técnico do infections nosocomiales et des infections liees aux soins". https://webcache.googleusercontent.com/search?q=cache:bQN3WDkBGFsJ:https://solidarites-sante.gouv.fr/IMG/pdf/rapport_vcourte.pdf+&cd=1&hl=en&ct=clnk&gl=tn (consultado em 16 de julho de 2020).

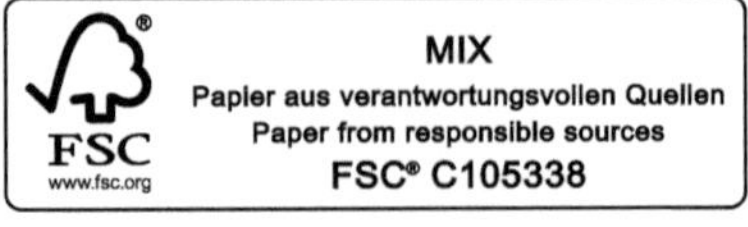

Printed by Books on Demand GmbH, Norderstedt / Germany